동양학술총서 1

황제내경개론

龍伯堅 著
白貞義 · 崔一凡 共譯

논장

黃帝内經概論 / 차례

저자 서문

저 자 서 문

　　신중국이 성립하기 시작한 직후에 필자는 오로지 세계의학사와의 비교에 중점을 두면서, 중국의학사를 연구해왔다. 여기에서 최초로 손을 댄 것이 『黄帝内經』이다. 이후 12년 동안 『黄帝内經集解』 48권(『素問集解』 24권, 『靈樞集解』 24권)을 완성했지만, 정리해서 손질하는 데는 많은 시간을 필요로 하므로 여기에 미리 『黄帝内經』에 관해 쓰여진 몇 편의 논문을 발표하여, 독자의 질정을 구하여, 잘못을 바로잡고, 졸저가 하루라도 빨리 완벽하게 되기를 바라는 마음이다.

　　그외 『神農本草經』과 『張仲景方』, 『漢魏六朝』의 亡佚醫書와 당·송의 醫方 등에 관해서도 초보적으로 연구하여 써놓은 원고가 책상 위에 그득히 쌓여있다. 이것들은 정리되는 대로 후일 발표할 생각이다.

　　우리나라의 의학사는 아직도 세계의학사상 공백으로 남아 있다. 이 공백을 메꾸는 일은 전적으로 우리들 자신의 노력에 달려 있다. 만일 이책이 동호인들의 관심을 환기시키고, 열의를 부추겨, 그 힘을 결집시킬 수 있게 된다면 가까운 장래에 그 공백을 완전히 메꾸고, 우리 선조의 위대한 업적을 떨치며, 향학심을 한층더 강화할 수 있게 될 것이다. 이것만이 내가 바라는 바에 다름아니다.

1962년 노동절에

龍 伯 堅

제 1 편 『黃帝內經』의 초보적 이해

제 1 장   서   론

『黃帝內經』은『素問』과 『靈樞』 두 책을 포괄한 **醫書**로서 현재 알려져 있는 중국의학의 문헌 중에서는 가장 최초의 그리고 가장 완비된 고전이다. 이 책은 당시 우리 나라 의학의 빛나는 성과를 반영하고 있으며, 동시대의 세계의학의 수준을 훨씬 뛰어넘는 내용을 많이 담고 있다. 그 중의 원칙적인 사항들은 지금까지도 여전히 활용되고 있어서 이 책이 의학사에서 차지하고 있는 위치는 매우 높다.

그런데 이 『黃帝內經』을 철저하게 이해하기 위해서는 우선 다음과 같은 문제를 해명하지 않으면 안된다. 그 문제란 다음의 4가지 점이다.

『黃帝內經』을 이해하기 위해 해명되어야 하는 4가지 문제

(1)『黃帝內經』은 어느 시대에 저작되었는가?

(2)『黃帝內經』에는 주로 어떠한 내용이 기록되어 있는가?

(3)『黃帝內經』의 빛나는 성과란 어떠한 것인가?

(4) 『黃帝內經』이 세계의학사에서 차지하는 위치는 어떠한 것인가?

이 소책자는 이 네가지 문제에 대한 초보적인 견해를 제시한 것이다. 아울러 책 말미에는『黃帝內經』의 對經表를 게재해 둔다.

제 2 장 『黃帝內經』이란 書名에 관하여

제 1 절 『黃帝內經』의 書名

『黃帝內經』이라는 책 이름이 최초로 나타나 있는 문헌은 『漢書』藝文志이다. 『漢書』藝文志의 方技略醫經이라는 部에 「『黃帝內經』十八卷, 『外經』三十七卷」이라고 씌어 있는 것이 그것으로 『外經』과 『內經』이 쌍을 이루고 있다. 이 『漢書』藝文志는 前漢 말기에 劉歆이 편집한 『七略』이라는 책에 기초하여 후한의 班固가 편찬한 것이다.[1] 따라서 劉歆의 시대,① 즉 기원전 1세기말에는 이미 『黃帝內經』이라는 명칭의 책이 존재하고 있었던 것이 틀림없다.

> ① 劉歆이 죽은 해는 『漢書』卷99 下의 王莽傳에 의하면 王莽의 地皇 4년, 즉 기원 23년이다.

그러면 劉歆 이전에는 「黃帝內經」이라는 명칭은 존재하지 않았는가? 『史記』扁鵲傳에는 「長桑君이 ……소지하고 있던 禁方의 書를 끌어내 그 모두를 扁鵲에게 주었다」라고 씌어 있다.② 이에 의하면 기원전 5세기 전반의 扁鵲의 시대②에는 「禁方의 書」라고 하는 막연한 명칭이 있었을 뿐이고 「內經」이라는 명칭은 없었으며 또 醫書와 黃帝와의 관계도 아직 나타나지 않았다고 보여지는 것이다.

> ② 扁鵲은 중국고대의학사상의 가장 중요한 인물로서 『黃帝內經』과도 밀접한 관계가 있기 때문에 여기에 그에 관한 두가지의 문제를 지적하고 싶다. 첫째, 扁鵲이라고 하는 명칭의 문제이다. 扁鵲은 성은 秦, 이름은 越人이라 한다. 扁鵲은 성명도 아니고 官名도 아니다. 그러면 그것은 대체 어떤

『漢書』
藝文志

기원전
1세기 말에
『黃帝內經』
이라는
이름의 책이
존재했었다.

扁鵲傳과
고대의서

扁鵲의 명칭

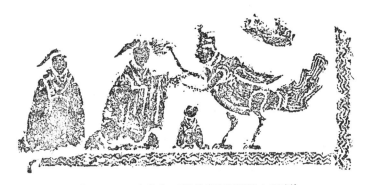

그림 1-a 토템화된 扁鵲像(漢代兩城山石刻)

것일까?『史記』扁鵲傳에 대한 張守節의『史記正義』에서는, 『八十一難經』의 序文을 인용하여, 扁鵲이란 軒轅[皇帝]시대에 어떤 名醫의 이름이었으나 후에 秦越人에 대하여 이 칭호로 부르게 되었다라고 말한다. 元의 李治가 저술한『敬齋古今黈』卷4에도『史記』의 軒轅本記에 근거한 마찬가지의 설이 제창되고 있다. 이러한 설에 대한 충분한 근거는 찾을 수 없으나 요는 扁鵲의 명칭은 전설에 따른 것이라는 점이다.

둘째는 扁鵲의 연대에 관한 문제이다.『史記』扁鵲傳에 실려 있는 扁鵲의 행적의 연대는 너무나도 장기간에 걸쳐 있어서, 현실적으로 그와 같은 일이 실제로 있을 수는 없는 일이다. 傅玄(『史記』扁鵲傳 중의 「虢太子死」라는 구절에 대한 司馬貞의『史記索引』에서 볼 수 있다)이나 , 束晳(『文選』에 실린 嵇康의『養生論』중의 「爲受病之始也」라는 구절에 대한 李善의 注에서 볼 수 있다)은 다 같이 이 문제를 제기하고 있다. 扁鵲의 생존 연대에 대해서는 다음의 두가지 자료에서 추정할 수 있다. 첫째 자료는 扁鵲이 일찌기 趙簡子의 병을 치료했다고 하는 기사로서,『史記』의 趙世家와 扁鵲傳에 그 기록이 있는 것으로 보아 이 사실은 신뢰할 수 있다 . 趙簡子는 기원전 474년에 세상을 떠났다. 둘째 자료는 陸德明의『經典釋文』卷8에 기록된『周禮』의 의사〈扁鵲〉조항에 인용된『漢書音義』의 설로서「扁鵲은 魏의 桓侯 때의 의사」라고 씌어 있다.『漢書』高帝紀12年의「雖扁鵲何益」이

扁鵲의 연대

扁鵲은 기원
전 5세기
전반 사람
扁鵲은
한 사람이
아니다.

라는 구절에 대한 顔師古의 注를 인용한 「韋昭曰」의 말도 이
와 같다. 魏의 桓侯, 즉 魏의 桓子는 기원전 453년에 智伯을
멸망시켰던 3家 중의 한 사람으로, 그의 손자가 魏의 文侯이
다. 文侯 元年은 기원전 445년에 해당하며, 桓子는 그 전에
죽었다(이상의 연대는 모두 揚寬 『戰國史戰國大事年表中有
關年代的考訂』에 의한 것이다). 이 두 자료에 의하여 우리들
은 扁鵲이 기원전 5세기 전반의 사람임을 추정할 수 있다.

　　일본의 滕維寅[淺井圖南]의 『扁鵲倉公傳割解』와 瀧川龜太
郞의 『史記會注考證』에서는, 당시는 秦越人 한 사람뿐만이
아니라 扁鵲이라는 칭호를 가진 많은 良醫가 있었고 그 연대
도 일정하지 않으며 ,『史記』는 이들 扁鵲의 행적을 수집하
여 合篇했기 때문에 그 연대에 큰 격차가 생기게 되었다고
말하고 있다. 이 설은 설득력이 있다. 당시에 말을 잘 다룬
사람은 모두 「伯樂」이라고 하는 일종의 칭호를 사용했기 때
문에 趙나라의 五良이나 秦나라의 孫陽은 모두 「伯樂」이라
불려지고 있었다(兪正燮의 『癸巳類稿』 卷7·伯樂異同說의
조항에서 볼 수 있다). 『史記』에 의하면 秦越人은 「의사가
되어 祭와 趙에 부임하여 趙에서는 扁鵲이라 자처했다」라고
씌어 있으며 이하에 趙簡子의 병을 치료했다는 기록이 계속
되어 있다. 趙簡子의 병을 치료했다는 扁鵲이란 秦越人을 가
리키는 것이며 周朝에도 扁鵲이라고 하는 이름의 名醫가 있
었다. 후자가 진정한 老扁鵲일 것이다.

倉公傳과
고대의서

　　『史記』倉公傳에는, 倉公이 高後 8년(기원전 180년)에
스승인 陽慶을 알현하고 陽慶으로부터 一群의 醫書를 받
았다는 사실이 기록되어 있다[3]. 이 의서들에 대한 상세
한 내용은 아래와 같다.[③]

『黃帝扁鵲之
脈書』

　　1)『黃帝扁鵲之脈書』—切脈(脈診)에 대하여 설명한
책. 현존하는 『黃帝內經』 중에서 切脈에 대하여 기술한
부문에 이 책의 전부 또는 일부가 분명히 남아있을 것이
다.

『上下經』

　　2)『上下經』—『素問』의 疏五過論篇과 陰陽類論篇에
는 『上下經』이라는 책 이름이 보인다. 또 氣交變大論篇

에는 『上經』의 문구가, 痿論篇에는 『下經』의 문구가 인용되어 있다. 그러면 이 『上下經』의 내용은 어떠한 것이었을까? 『素問』의 病能論篇을 보면 「『上經』은 氣가 하늘에 통하고 있는 것을, 『下經』은 질병의 변화를 말한다」라고 씌어 있다. 그렇다면 현존하는 『素問』의 生氣通天論篇에는 『上經』의 내용의 일부가 남아 있을 것이다.

3) 『五色診』 ― 『素問』의 玉版論要篇에 「『五色』, 『脈變』, 『揆度』, 『奇恒』 등의 의서에서 말하고 있는 道는 하나이다」라고 씌어 있으며, 馬蒔는 이 부분에 注를 달아 「『五色』, 『脈變』, 『揆度』, 『奇恒』은 모두 古醫經의 篇名이다」라고 쓰고 있다. 즉, 倉公傳에서 말하는 『五色診』과 『素問』 玉版論要篇에 나와 있는 『五色』은 아마 동일한 것이라고 보아도 좋을 것이다.

4) 『奇咳術』 ― 『素問』 病能論篇에 「『奇恒』은 奇病에 관한 것을 말한다」라고 씌어 있다. 顧觀光은 이렇게 말하고 있다. 「『史記』는 倉公이 받은 책에 『五色診』, 『奇咳術』, 『揆度』, 『陰陽』이 있다고 전하고 있는데, 아마 『奇咳』란 『奇恒』에 대한 것이고 『素問』의 奇病論篇은 『奇恒』이란 의서의 일부내용이 남아 있는 것일 것이다」라고. 이 顧觀光의 설은 정곡을 찌르고 있다. 『漢書』 藝文志의 數述略五行 부분 [4] 에는 『五音奇胲用兵』 23권과 『五音奇胲刑德』 21권이라고 기록되어 있으며, 『淮南子』의 兵略訓에는 「刑德奇賌之數」라는 말이 보인다. 「咳」와 「胲」와 「賌」는 다 같은 글자이고 본래 글자는 「侅」이다. 許愼의 『說文解字』에서는 이 「侅」자를 「[侅란] 奇侅, 보통이 아닌 것이다」라고 설명하고 있다. 따라서 「奇咳術」이란 바로 「非常術」이라는 의미로서, 이 책은 어떤 이상한 종류의 질환에 대하여 말하는 것일 것이다. 현존하는 『素問』 奇病論篇에 『奇咳術』의 내용이 일부 남아 있다는 것은 충분히 고려될 수 있다.

5) 『揆度』 ― 『管子』라는 책의 第78에 揆度篇이 있으나, 여기서 말하는 『揆度』와 『管子』의 揆度篇은 의미가 다르다. 『素問』의 玉版論要篇에 「揆度란 病의 깊이를 측정하는 것이다」라고 씌어 있으며, 病能論篇에서는 「『揆度』

『五色診』

『奇咳術』

『揆度』

란 觸診하는 것. 揆란 觸하여 病을 탐지하고, 度란 四時를 推察하여 病의 所在를 찾는 것을 말한다」라고 말하고 있다. 즉, 『揆度』란 診斷學에 관한 책으로 볼 수 있으며, 予後에 대한 것도 당연히 그 중에 포함되어 있다고 생각된다.

『陰陽外變』
6) 『陰陽外變』——陰陽의 이론을 설명한 책.
『薬論』
7) 『薬論』——『神農本草經』의 前身.
『石神』
8) 『石神』——砭石學에 대하여 전한 책. 刺針療法도 그 중에 포함되어 있다.
『接陰陽禁書』
9) 『接陰陽禁書』——역시 陰陽이론에 대하여 서술한 책.

위에서 자세하게 살펴 본 바와 같이 陽慶이 倉公에게 준 醫書는 전부 10種, 즉 『黃帝扁鵲之脈書』, 『上經』, 『下經』, 『五色診』, 『奇咳術』, 『揆度』, 『陰陽外變』, 『薬論』, 『石神』, 『接陰陽禁書』 등의 10종이다. 『素問』의 疏五過論篇에서는 다음과 같이 말하고 있다.

『上經』, 『下經』, 『揆度』, 『陰陽』, 『奇恒』의 다섯 책을 익히고 明堂으로 진단하여 질병의 전말을 소상히 밝히면 天下無敵이다.

여기에서는 의사가 『上經』, 『下經』, 『揆度』, 『陰陽』, 『奇恒』의 다섯 책을 익혀 五臟의 상태를 정확하게 관찰하고 明堂(鼻)에 의한 診斷을 알며, 질병의 전과정(예후를 포함)을 명백히 하면 천하에 따를 사람이 없다라고 서술하고 있다. 당시는 이들 醫書가 중요시되고 있었지만 『黃帝內經』이라는 명칭은 아직 존재하지 않았다. 다만 『黃帝扁鵲之脈書』라고 하는 하나의 책에 의해서, 醫書와 黃帝와의 관계가 이미 발생하고 있었음을 알 수가 있다.

③ 이들 醫書에 관해서는 우선 책 이름을 정확하게 나누어 몇 종류가 되는가를 알고 다음에 이들의 내용을 검토하지 않으면 안된다. 張驥의 『扁鵲倉公傳補注』, 顧頡剛·徐文珊 点校의 百文 『史記』, 日本의 滕維寅[淺井圖南]의 『扁鵲倉公傳

割解』, 多紀元簡의 『扁鵲倉公彙考』, 瀧川龜太郞의『史記會注考證』등에서는 이 醫書들에 대한 구별이 모두 일치하고 있지는 않으며 아주 명백한 잘못도 눈에 뜨인다. 이것을 여기에서 새롭게 구별하고, 동시에 『黃帝內經』에 기초한 해석을 덧붙인다.

결론

우리들은 따라서 다음과 같이 말할 수 있다. 춘추전국시대(기원전 5세기 전반)에는, 醫書에는 단지 「禁方의 書」라고 하는 막연한 명칭밖에 없었다. 그러던 것이 前漢 초기(기원전 180년)에는 黃帝와의 관계가 생겨나고 前漢 말기(기원전 1세기말)에 이르러서야 비로소『黃帝內經』이라는 명칭이 나타났다. 古代의 책들은 대부분 책 이름이 없거나 있다고 해도 그 이름이 극히 혼란스러운 것이 많다. 劉向이 여러 책들을 편찬·교정하는 과정에서『戰國策』처럼 새롭게 책 이름을 정한 것도 있다.

『黃帝內經』은 劉向이 명명한 것인가?

『黃帝內經』이란 이름도 劉向이 명명했을 가능성이 있는데 요는 이 책 이름은 倉公 이후, 劉歆(劉向의 아들) 이전에 존재하고 있었다.

이와 같이『黃帝內經』의 명칭이 정해진 시대는 상당히 늦었지만 이 책이 저작된 시대도 마찬가지로 늦었다고 할 수는 없다. 앞에서 본 바와 같이 陽慶이 倉公에게 전수한 醫書는 그 대부분의 내용이 현존하는『黃帝內經』 중에 포함되어 있다. 倉公의 시대에는 단지『黃帝內經』 이라고 하는 명칭이 아직 나타나 있지 않았을 뿐이다. 『黃帝內經』이 저작된 시대에 관해서는 후에 다시 논하기로 한다.

그러면 대체 醫書만이 黃帝와 관계맺어지게 된 것은 어째서일까.

의서가 黃帝와 관계지어진 이유 陰陽五行說과 鄒衍

첫째 이유로 생각할 수 있는 것은 陰陽五行說이 鄒衍에[5]에 의해서 발전되고 완비되었다는 사실이다.『史記』의 孟子荀卿列傳에는 鄒衍에 대해서 「그의 말은 광대하고 비상하며…… 현재로부터 거슬러 올라가 黃帝에 이를 때까지 세상의 學者가 논의한 것을 모두 서술하여」라고

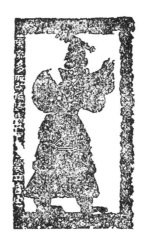

그림 1-b　黃帝像(漢代武梁祠石刻)

전해지고 있어서, 鄒衍이 특별히 黃帝를 추켜올린 것을
알 수 있다. 의술가가 陰陽五行說을 채용해서 醫學의 이
론체계를 구축할 때 鄒衍으로부터 영향을 받았던 데서
필연적으로 黃帝와의 관계가 생긴 것이다.
　둘째,『淮南子』第19卷의 修務訓을 보면

黃帝崇拜

　　　世俗의 사람은 대부분 옛날을 존중하고 현재를 업수
　　이 생각한다. 그로 인하여 道를 닦는 사람은 반드시 道
　　를 神農이나 黃帝에 의존한다. 그렇게 해야 비로소 사
　　람들이 이 道의 설을 받아들이게 된다.

라고 씌어 있다. 이 말은 당시의 일반대중이 古人을 참으
로 숭배하고 있어서 神農이나 黃帝에게 명예를 돌리지
않으면 사람들로부터 신뢰를 받을 수 없었다는 상황을
전하고 있다.

道家사상과의
관계

　세째 이유로서『黃帝內經』의 사상이 道家의 사상과 매
우 밀접한 관계를 가지고 있었던 점을 생각할 수 있다.
楊上善[6]이나 王氷[7]은 여러 곳에서『老子』의 말을 인용하
면서 注解를 덧붙이고 있다.　道家는 黃帝를 숭배해서

漢初에는 「黃老」라는 식으로 黃帝와 老子가 나란히 불리우게 되었다. 의술가와 黃帝와의 관계가 생긴 것도 당연한 일인 것이다.

(鄒衍과 의학)

④『漢書』卷36의 劉向傳에는 「淮南에『枕中鴻寶苑秘書』라는 책이 있어서 仙人의 鬼物을 쓰는 術과 鍊金術, 鄒衍의 『重道延命方』에 대하여 기술하고 있다」라고 씌어 있다. 이 『重道延命方』이라는 책이어떠한 내용의 것인가는 모르나 神仙家의 책임과 동시에 醫書였다고 생각된다. 鄒衍과 神仙家와의 관계는 명백하며 그는 醫學과도 관계가 있었던 것 같다.『漢書』藝文志에 神仙家와 醫經家·經方家 등이 方技略 중에 함께 열거되어 있는 것은 이들이 본래 가까운 관계에 있었기 때문이다. 만일 鄒衍이 의술가와 관계하고 있었다면 陰陽五行說을 사용하여 의학상의 문제를 해결하는 것은 그로부터 시작된 일일 것이다. 이 점에 대해서는『醫史雜誌』第3卷第3期와 第4期에 실린 余雲岫의「醫家五行說始于鄒衍」을 참조하기 바란다.

제 2 절 『素問』과『靈樞』란 書名

『隋書』 經籍志

7세기 초기에 이르면 이때의『隋書』經籍志에는『黃帝內經』이라는 이름은 눈에 띄지 않지만 여기에는『素問』9卷과『針經』9卷이 수록되어 있다. 皇甫謐[8]이 편찬한『甲乙經』의 自序에는 다음과 같이 씌어 있다.

『七略』의 藝文志에 수록되어 있는『黃帝內經』18卷을 생각할 때 현재『針經』9卷과『素問』9卷이 있다. 권수는 2×9=18권이다. 이 두 책이 바로『內經』이다.

『甲乙經』 自序의 말

皇甫謐의『甲乙經』은 魏의 甘露年間[256~259], 즉 3세기 중엽에 편찬된 것으로서 시대적으로 漢代와 아주 가까우며 그 주장에는 명확한 근거가 있었다. 따라서 『隋書』經籍志에 실려 있는『素問』9卷과『針經』9卷이라는 것은 『漢書』藝文志에 수록된 『黃帝內經』18卷이라고 보아도 될 것이다.

『傷寒論』自序

　『素問』이라는 명칭이 가장 빨리 나타난 곳은 3세기 초에 張仲景이 저작한 『傷寒論』의 自序이며, 그 이후 현재에 이르기까지 1700년 동안 그 명칭에 변화는 없다. 한편, 『針經』이라는 명칭이 최초로 나타나는 곳은 『素問』의 八正神明論篇과 『靈樞』의 九針十二原論篇이며, 후에 몇번인가 그 명칭은 고쳐졌다. 『素問』의 王氷의 序文에 대한

〈新校正〉注

〈新校正〉注[9] 속에는 다음과 같은 말이 있다.

　　　『素問』 이외에 九卷은 漢의 張仲景, 西晋의 王叔和의 『脈經』에서는 단지 『九卷』이라고만 말하고 있다. 이것을 皇甫士安(皇甫謐)이 『針經』이라고 명명했고 또 간단하게 『九卷』이라고도 불렀다.

　〈新校正〉의 이러한 주장에는 근거가 없는 것은 아니다. 張仲景의 『傷寒論』의 自序에

　　　일부러 古訓을 구하고 널리 衆方을 수집하여 素問·九卷·八十一難·平脈弁正을 합쳐서 『傷寒卒病論』16卷을 만들었다.

『素問』과 『九卷』

라고 씌어 있다. 이전에는 여기에 「素問·九卷」이라 씌어 있는 것을 하나의 구절로 취급하여 『素問』이 총 9卷으로 이루어져 있는 것을 말한 것으로 보는 사람들도 있었다. 그러나 그것은 분명히 잘못된 견해이다. 「素問」과 「九卷」이란 것은 각각의 책 이름에 불과하다. 왜냐하면 張仲景의 自序의 이 1節에는 다른 책의 권수는 나타나 있지 않다. 따라서 「九卷」이라고 하는 것은 『素問』의 권수가 아니라 다른 책의 이름임을 미루어 살필 수 있다. 또 王叔和의 『脈經』 卷7의 病不可刺證에는 어떤 節의 마지막 부분에 있는 細注에 「九卷에서 인용했다」라고 씌어 있으며, 이 節의 문구와 같은 문구를 『靈樞』의 逆順篇에서도 볼 수 있다. 이들은 다 〈新校正〉의 주장에 근거가 되

는 것이다. 『針經』이라고 하는 책이 총 9卷으로 이루어져 있어서 張仲景이나 王叔和가 이것을 『九卷』이라 부른 것이다.

『九卷』은 『針經』에 대한 것이다.

晋代에 이르러서 皇甫謐은 이 『九卷』을 『針經』이라고 불렀다.[5] 또 唐代에 이르러 그 내용이 『針經』과 유사한 책이 출현했는데 王氷은 이것을 『靈樞』라고 부르고 있다. 이러한 사실을 최초로 명백히 한 것도 〈新校正〉이다. 그것은 다음의 사실들로부터 알 수 있다. 王氷은 『素問』 三部九候論篇의 「治其經絡」이라고 하는 구절에 붙인 注에서 「『靈樞』에서 말하기를…」이라는 말로 시작되는 문구를 인용하고 있다. 한편 調經論篇의 「神氣乃平」이라는 구절의 注에서는 앞의 「『靈樞』에서 말하기를…」 이하와 동일한 문구를 인용하면서, 「『針經』에서 말하기를…」이라고 말하고 있다. 이것이 바로 王氷이 가리키는 『靈樞』란 『針經』에 다름아닌 증거라고 〈新校正〉은 인정했다.[6] 따라서 『靈樞』라는 책 이름은 8세기 중엽의 王氷의 시대에 와서 처음으로 나타난 것이라고 말할 수 있다.[7]

『針經』과 『靈樞』의 호칭

8세기에 『靈樞』라는 명칭이 나타난다.

[5] 皇甫謐이 『甲乙經』自序에서 한 말—"『七略』 藝文志에 「黃帝內經十八卷」이라고 씌어 있는 것을 생각해 보건대 현재 『針經』 9卷과 『素問』 9卷이 존재한다. 합하면 18卷으로 이 두 책이 바로 『針經』에 해당된다."

『素問』의 王氷의 서문에 대한 〈新校正〉의 말—"王氷의 이 설은 아마 皇甫謐 『甲乙經』의 서문에 근거한…… 고로 王氷은 그것에 따르고 있다. 또 『素問』 이외의 9卷本에 대해서 漢의 張仲景이나 晋의 王叔和의 『脈經』에서는 이 책을 『九卷』이라고만 부르고 있다. 皇甫謐은 이것을 『針經』이라고 했고, 또 널리 『九卷』이라고도 불렀다."

[6] 『素問』 調經論篇의 「神氣乃平」이라는 구절에 대한 〈新校正〉의 말— "이 부분에 대한 王氷의 注에 「『針經』에서 말하기를」이라고 인용되어 있는 문구는 三部九候論篇에서도 인용되고 있는데 거기에서는 「『靈樞』에서 말하기를」이라고 씌어 있다. 즉, 王氷은 『靈樞』를 가리켜 『針經』이라고 했던 것이다."

⑦ 錢熙祚은 『黃帝內經靈樞』의 跋文에서 「『靈樞』라는 명칭이 王氷으로부터 시작된다고 하는 사람도 있다. 그러나 『甲乙經』에 인용한 少陰終候의 1條에 이미 『靈樞』라는 명칭이 있기 때문에 王氷으로부터 시작된 것은 아니다」라고 말하고 있다. 필자[龍伯堅]가 생각하기에는 『甲乙經』에 『靈樞』終始篇의 少陰終候 1條가 인용됐다고 하는 것은 『甲乙經』卷 22의 經脈絡脈支別上篇을 가리키는 것이다. 『甲乙經』의 경우, 이 正文은 이미 『素問』, 『靈樞』, 『明堂孔穴針灸治要』의 본문을 採輯한 것으로 책 이름은 전연 나타나 있지 않다. 책 이름이 붙어 있는 것은 후세사람이 달아놓은 주해가 正文 중에 혼입돼 있는 것이다. 따라서 앞의 1條에 『靈樞』라는 명칭이 나타나 있는 것은 후세사람의 주이며 『甲乙經』의 正文은 아닌 것으로 보아야 하므로, 錢熙祚의 설은 성립되지 않는다.

그러면 『針經』과 『靈樞』의 내용은 완전히 동일한 것인가. 아니면 다른 부분이 있는 것인가. 이 두 책은 南宋時代에도 존재하고 있었다.[10] 『中興館閣書目』에는 다음과 같이 씌어져 있다.⑧

『黃帝靈樞』9卷은 皇帝와 岐伯·雷公·少兪·伯高와의 문답이며 隋의 陽上善의 서문이 첨가되어 81篇으로 구성되어 있다. 『針經』9卷도 내용이 거의 비슷하며 이 또한 81篇으로 이루어져 있다. 그러나 『針經』은 九針十二原論篇으로 시작되는데 비해서 『靈樞』는 精氣篇으로부터 시작하고 있어, 兩者 사이에는 곳곳에 詳略의 차이가 있다. 王氷은 『針經』을 『靈樞』라고 불렀다. 그래서 席延賞이 「『靈樞』라는 명칭이 가장 뒤에 나왔다」라고 말하고 있다.

이 기록에서 우리들은 『針經』과 『靈樞』의 내용이 기본적으로는 동일하며 약간의 編次의 차가 있거나, 文字에서 「곳곳에 詳略이 있음」에 지나지 않음을 알 수 있다. 예를 들면 劉温舒[11]의 『素問入式運氣論奧』卷上의 論生

成數篇에 인용한 『靈樞經』과 『難經集注』[12] 第57難에 虞氏가 인용한 『靈樞病總』의 문구는 모두가 현재의 『靈樞』(『針經』)에서는 볼 수 없는 것에 속한다. 또 『素問』의 三部九候論篇에 있는 「中部人手少陰也」의 구절에 대한 王氷의 注는 『靈樞』의 持針縱舍論이라고 하는 篇의 문구를 인용하고 있으나 현행본에는 持針縱舍論이라 하는 이름의 篇은 없다. 그러나 그 篇의 문구는 현행본의 邪客篇 속에서 찾아볼 수 있다.

이것들은 다 『針經』과 『靈樞』가 다른 점들이다. 두 책의 관계는 『傷寒論』과 『金匱玉函經』의 관계와 아주 비슷하다. 즉, 『金匱玉函經』은 『傷寒論』의 異本이며 『靈樞』는 『針經』의 異本이라고 말할 수 있을 것이다.

『靈樞』와 『針經』의 異本

그런데 『針經』은 이미 北宋의 초기에 이르러서는 소실돼 버려서 그 무렵에는 『靈樞』만이 존재하고 있었다. 高保衡이나 林億이 醫書를 校勘하면서 열거해놓은 책목록표 가운데 『靈樞』만 있고 『針經』은 보이지 않는 것은 그 때문이다. 그들이 醫書를 校監한 시기, 즉 11세기 중엽에는 『靈樞』는 존재하고 있기는 했지만 이미 손실된 부분이 매우 많아 完本이 아니었다.[⑨] 그 후 北宋의 哲宗 치하의 元祐 8年(1093년)에 고려로부터 醫書가 헌상되었는데 그 중에 9卷本의 『靈樞』가 있었다. 칙령에 따라 이것이 세상에 널리 반포되면서 처음으로 중국은 완전한 『針經』을 보유할 수 있게 된 것이다.[⑩] 이미 설명한 바와 같이 『中興館閣書目』에 의하면 『針經』은 九針十二原篇으로 시작하고 있다. 현존하는 『靈樞』도 바로 이 篇에서 시작하고 있다. 따라서 현행의 『靈樞』는 고려로부터 헌상된 『針經』을 말하는 것이고 명칭이 『靈樞』로 변경된 것에 불과하다. 高保衡이나 林億 등이 校勘한 당시의 『靈樞』殘本은 일찌기 소실돼서 오늘에 전해지지 않았다.

獻上된 『針經』

또한 『靈樞』에는 그 외에도 『九虛』, 『九靈』이라는 명칭이 있다. 일본의 多記元胤[13]은 『九卷』과 『針經』이 이 책의 원래의 이름이고, 『靈樞』, 『九虛』, 『九靈』은 모두 道家에서 나온 호칭이라고 말하고 있다.

『九虛』 『九靈』도 『靈樞』의 別稱

⑧ 王應鱗의 『玉海』 卷63의 藝文類黃帝靈樞經의 條에 인용된 『中興館閣書目』에 참조.

⑨ 『素問』 調經論篇의 「神氣乃平」이라는 구절에 대한 〈新校正〉의 말 —"생각컨대 현재의 『素問』의 王氷注에 인용되어 있는 『針經』의 대부분은 『靈樞』의 글을 말하고 있다. 그러나 현행의 『靈樞』는 完本이 아니므로 상세한 것까지는 모른다."

錢熙祚의 『黃帝內經靈樞』 跋文의 말—"林億이 『素問』을 교정할 때 經文과 주가 『靈樞』와 같은 것에 관해서는 대부분 『甲乙經』의 글을 인용하고 있다. 脈要精微論篇의 〈新校正〉에 '經文의 「陰盛則夢涉大水恐懼」에서 「肺氣盛則夢哭」까지의 글은 본래 『靈樞』에 있던 것이 여기에 잘못들어 있는 것이며, 또 心・脾・腎의 氣가 유발하는 꿈에 대한 기록도 현행의 『甲乙經』 중에 나타난다[『素問』에는 肝氣와 肺氣가 유발하는 꿈에 대해서만 기재되어 있다]'라고 말하고 있다. 또 八正神明論篇에서도 '注의 「周天二十八宿」에서 「日行二十八宿也」까지는 원래 『靈樞』의 글로서 현재의 『甲乙經』에 갖추어져 있다'라고 하였다. 至眞要大論篇에서도 '經文의 「論日」에서 「日平」까지는 원래 『靈樞』의 글로서 현행의 『甲乙經』 중에 나와 있다' 라고 말하고 있다. 이 세 부분에서 분명히 『靈樞』라고 말하면서 『甲乙經』을 그 증거로 하고 있는 것은 당시의 『靈樞』에는 誤脫이 매우 많아서 읽을 수가 없었기 때문이었을 것이다.

⑩ 『宋史』 卷17・哲宗本記에 "元祐 8年 正月 庚子日에 임금이 명하여 고려에서 헌상한 『黃帝內經』을 天下에 알리게 했다"라고 씌어 있다.

江少虞의 『皇朝類苑』 卷31・藏書之府20의 말—"哲宗 때에, 신하들이 다음과 같이 말했다. '고려에서 헌상한 책을 언뜻 보니 『黃帝針經』 9卷이 있었다. 『素問』의 서문에 의하면, 『漢書』 藝文志에 『黃帝內經』 18卷이라고 씌어 있는데 『素問』과 이 『針經』 각 9卷을 합하면 그 수가 일치된다. 이 책은 오랜 전쟁을 거치는 동안 대부분 소실되고 말았으나 東夷[고려]에는 아직까지 남아 있었다. 이 헌상된 책 덕분에 모두가 갖추어지게 되었으니 이 책을 海內에 알려 학자들에게 읽히지 않으면 안된다. 이 사정을 조정이 잘 참작하여 尙書工部에 명하여 이 책을 펴내게 하고 國子監에 보내서 발행시키기를 간절히 바란다. 濟衆의 공적은 널리 천하에 미치게 될 것이다'라고. 그 후 이 책을 秘書省에 보내서 醫書官 3명에게 철저히 對校하도록 어명을 내렸다.

⑪ 多記元胤의 『醫籍考』 卷5·黃帝靈樞經 條의 元胤 자신의 말—"또 林億 등이 교정한 『素問』,『甲乙經』 등에 인용된 『九虛』의 글도 현행의 『靈樞』 중에 나타나므로 『九虛』도 또한 『靈樞』의 別本이며, 모든 것이 없어졌던 것이 아니다. 요컨대 『靈樞』이라고도 하고 『九虛』라고도 하고 『九靈』이라도 하는 것은 「黃帝」라는 이름을 머리에 붙인 동일한 책이며 『九卷』,『針經』은 그 옛이름인 것이다.

제 3 장 『黃帝內經』의 卷數

제 1 절 『素問』의 卷數

『素問』의
원본은 9권

『素問』의 원본이 9권으로 이루어져 있다는 것은 皇甫
謐의 『甲乙經』 自序에 나타나 있으며, 『隋書』 經籍志에
도 그와 같이 씌어있다. 高保衡 · 林億 등이 교정한 『素
問』에는 각편의 편제목 아래에 梁의 全元起[14]가 주석을
붙인 『素問』의 권수를 밝히고 있어서 〈全元起注本〉도
마찬가지로 9권으로 되어 있음을 알 수 있다. 그것이 唐
代에 와서 王氷이 『素問』에 주를 달면서 비로소 24권으
로 개편되었다. 그후 元의 胡氏古林書堂이 인쇄할 때에
는 다시 합권해서 12권으로 되었다가 明의 正統年間에
『道藏』[15]이 편찬할 때에는 50권으로 작게 분책되어 그
속에 수록되었다.

9권의
〈全元起注本〉
을 王氷이
24권으로
개편했다.

이와 같이 刻本의 권수에는 여러가지가 있으나 기본적
인 내용은 어느것이나 다 동일하며 부분적으로 몇몇 문
자가 약간씩 다른 정도이다. 明 · 淸의 註釋家는 제멋대
로 권수를 합하고 나누기를 좋아하긴 했으나 달리 새삼
스러운 의미가 있는 것은 아니다.[16]

제 2 절 『靈樞』의 卷數

『靈樞』의
원본도 9권

『靈樞』의 원본도 역시 9권으로 이루어져 있었다. 皇甫
謐의 『甲乙經』 自序에 「『針經』 9卷」이라고 씌어 있고,
『隋書』 經籍志에도 「『針經』 9卷」이라 기재되어 있다.
『針經』이라고 하는 명칭이 있기는 하지만 실질적으로는
전부가 현존하는 『靈樞』를 가리키는 것이다.

史崧이 9권을
24권으로
고쳤다.

이 책은 南宋에 이르러 史崧이 개편하여 24권으로 만
들었으며,[⑫] 元의 胡氏古林書堂이 인쇄할 때는 다시 합하
여 12권으로 만들었다. 또 明의 正統年間에 『道藏』이 편

찬할 때에는 23권으로 재편되었고 같은 明의 万曆年間에 詹林이 인쇄할 때에는 합해져서 2권이 되었다.

이들 刻本의 권수도 역시 여러가지가 있으나 『素問』의 경우과 같이 기본적인 내용은 어느것이나 동일하며 일부에 약간의 문자가 다른 정도에 불과하다.

⑫ 史崧의 『靈樞經』 서문의 말―"家藏의 舊本 『靈樞』 9卷 총 81편을 增修하고, 音釋을 권말에 붙여 24권으로 고쳤다.

제 4 장 『黃帝內經』이 저작된 시대

문제점 『黃帝內經』은 그 책 이름을 볼 때 무엇보다도 이 책이 黃帝와 관계가 있음을 알 수 있다. 그 내용 역시 黃帝와 그의 臣下들 간의 문답으로 되어 있어서 마치 黃帝時代에 저작된 것처럼 보인다. 그러나 11세기 중엽 이래로 그에 관해서 의문을 가진 사람들이 나타났다. 高保衡 등은 『(新校正)甲乙經』의 서문 중에서 「어떤 사람이 말하기를 『素問』, 『針經』, 『明堂』[19]의 세 책은 黃帝時代의 醫書가 아니고 전국시대에 씌어진 것 같다」라고 말하고 있다. 高保衡 등이 이 설에 동의한 것은 아니지만 후대의 많은 사람들은 이 「어떤 사람」의 설이 기본적으로 맞다는 것을 증명했다.

제 1 절 『素問』이 저작된 시대

(1) 총론

전국시대의 저작이라 보는 종래의 여러 가지 설 송의 邵雍[13], 司馬光[14], 程顥[15], 明의 方孝孺[16], 胡應麟[17], 清의 魏荔彤[18], 催述[19] 등은 모두 『素問』을 전국시대의 작품으로 보고 있다.

(邵雍) [13] 邵雍의 『皇極經世書』 卷8 下 心學 第12의 말―"『素問』, 『密語』[王氷의 저작이라고 하는 『玄珠密語』] 등은 方術[醫術]의 이치를 설명한 것으로서는 훌륭한 책이다. 『素問』이나 『陰符』[兵書의 하나]는 전국시대의 책이다."

(司馬光) [14] 司馬光, 『傳家集』卷62의 書啓·與范景仁第四書의 말―"『素問』이 정말로 黃帝의 저작이라고 하는 것은 아마 오류일 것이다. 천하의 위정자인 황제가 어찌 하루종일 明堂에 앉아 岐伯과 醫藥針灸에 대하여 논하고 있을 수 있겠는가. 본서는 周~漢사이의 의사가 꾸며낸 것이다."

(程顥) [15] 『河南二程全書』第15·伊川先生語錄 및 入關語錄의 말

―"『素問』이 분명히 전국시대의 말기에 저작된 것이라는 사실은 그 문장에 의해서 알 수 있다. [같은 책 卷18의 伊川先生語錄·劉元承篇, 卷19의 伊川先生語錄·揚遵道記錄에도 유사한 말이 있어서 인용되고 있으나 번잡하기 때문에 번역은 생략한다]

⑯ 方孝孺의 『遜志齊集』 卷4·讀三墳書의 말―"그러나 세상에는 가짜 책이 많다. 예컨대 『內經』을 黃帝時代의 책이라 하고 『汲冢書』[晋代에 不準이란 사람이 魏의 襄王의 묘를 도굴해서 얻었다고 하는 古書]를 周代의 저작이라 하는 것은 모두 戰國·秦·漢代 사람의 저작이다. 그런데 이 책들은 眞本이 아니기는 하나 매우 오랜 것이므로 취할 바가 많다.

(方孝孺)

⑰ 胡應麟의 『少室山房筆叢』 卷3의 經籍會通·3의 말―"醫方 등의 책으로서 黃帝·岐伯의 저작이라 하고 문자가 옛스러우며 말 씀씀이도 정교하긴 하나, 생각컨대 이것은 周·秦代 의 上古의 哲人의 저작이며 공연히 세상을 놀라게 하기 위하여 黃帝·岐伯의 이름을 붙인 것일 것이다."

(胡應麟)

같은 책, 卷30의 四部正訛·上의 말―"僞書[가짜 책]를 만든 정황은 여러가지이지만 대체로 10數種으로 집약된다. 前시대의 저작이라고 거짓으로 세상에 널리 알려져 있는 것으로 風后의 『握奇』[風后가 저작했다고 하는 제목의 책으로 일종의 兵書. 『宋史』 藝文志에 처음으로 수록되었다]와 岐伯의 『素問』이 있다."

같은 책, 卷31의 四部正訛·中의 말―"『漢書』 藝文志에는 책 이름이 수록되어 있지 않은데 六朝 이후에 와서 갑자기 나타난 책은 대개 그 대부분은 전국시대에 소실되었던 것을 보완하면서 책 이름을 바꾼 것이다. 이것을 眞本으로 하는 것은 분명히 잘못이지만 모두 가짜 책으로 해버리면 그 중에는 진실도 포함되어 있으므로 매우 구별하기가 어렵다. 이미 이와 같은 것을 언급한 선배가 있고 나도 불초하나마 속으로는 그렇게 생각하고 있었다. 『素問』, 『靈樞』가 『內經』에 해당된다는 것에 대한 나의 생각이 거의 맞는 것 같다. [『素問』은 또 『內經』이라고 하나 『隋書』 經籍志에는 『素問』이라고만 되어 있다. 생각컨대 『黃帝內外經』 55권은 六朝時

代에 소실된 것인데 후대의 사람이 그 조각을 그러모아 綴輯하여 이름을 바꾼 것일 것이다.]

　같은 책, 卷32의 四部正訛·下의 말—"秦·漢시대의 책은 후세에 비하여 僞撰이 매우 많다. 『素問』, 『靈樞』 등은 모두 黃帝·岐伯의 이름을 빌어, 그 의술은 말할 것도 없이 百代에 걸쳐 준수되어 왔으나 문장은 어쩌면 葛洪이나 陶弘景의 손에 의한 것일지도 모른다. 유감스럽게도 이 두 책 이외에는 전해져 내려오는 것이 하나도 없다. 『素問』은 정밀하고 『陰符』는 기묘하다. 黃帝의 遺著는 아닐지라도 秦 이후의 책은 아니다." "『素問』, 『握奇』, 『陰符』, 『山海經』은 그 책 이름은 거짓이기는 하나 내용은 거짓이 아니다."

(魏荔彤)

⑱　魏荔彤의 『傷寒論本義』 自序(1721년)의 말—"『素問』은 『春秋』와 같은 전국시대의 사람이 지은 것인데, 마치 오래 전의 것처럼 꾸며논 것이다. 문장·내용은 素直해서 음미할 만하며 문장의 篇과 章은 일관돼 있어서 읽어보면 마치 『禮記』나 『儀禮』류처럼 무게가 있다.

(崔述)

⑲　崔述의 『補上古考信錄』 卷上·黃帝說의 말—"세상에 전해진 『素問』은 黃帝와 岐伯의 문답을 기재해 놓은 것이며 『靈樞』나 『陰符經』도 黃帝의 저작이라 되어 있다. 전국시대 사람들의 책에는 黃帝에 대하여 언급한 것이 매우 많다(예를 들면 『莊子』의, 黃帝가 廣成子에게 道를 묻는 말 같은 것). 생각컨대 黃帝시대에는 史冊[역사책]같은 것이 없었는데 어찌하여 후세에 책이 전달될 수 있었겠는가. 그 이야기도 대부분이 천박하기까지하여 戰國·秦·漢시대의 사람이 지은 것이 분명하다. 전국시대의 揚·墨의 무리(揚朱派·墨子派)는 유교에서 숭배하는 堯나 舜을 거부하고 堯·舜 이전의 黃帝를 더욱 뛰어난 성인으로 숭배했다. 기예를 부릴 줄 아는 무리 중에는 세상에서 重히 여기게 되기를 바라고 옛 성인의 이름을 빌어 사칭하는 말을 한 자가 매우 많았던 것은 이루 말할 것까지도 없다."

『素問』의
작자와 시대

　『素問』은 전부가 81편으로 되어 있으나 唐의 王氷이 주석을 달 때에는 이미 刺法論 第72와 本病論 第73의 두 편이 빠져 있어서 실제로는 79편이었다. 이 79편 중에는 내용이 일치하지 않는 부분과 중복된 곳이 많다. 이로 미루어 볼 때『素問』은 어느 한 사람의 손에 의하여 저작된 것이 아니고 또 특정 시대에 만들어진 것도 아님을 알 수 있다. 先秦시대의 저작을 보면 이와 같은 예가 매우 많이 나타나며『素問』만 그러했던 것이 아니다.

이와 같은 것을 맨처음 논급한 사람은 元의 呂復이었다. 淪洲翁이라고도 부르던 呂復의 다음과 같은 말이 元의 戴良이 편찬한『九靈山房集』卷27에 실려 있는 〈淪洲翁傳〉에 인용되어 있다. 呂復의 설

『內經素問』은 세상에서 黃帝와 岐伯 사이의 문답을 기록한 책이라고 말해지고 있다. 그러나 이 내용을 보면 한 시기에 저작된 책은 아니고 편찬도 한 사람의 손에 의한 것이 아닐 것이다. 劉向은 이 책이 韓의 여러 公子의 말이라고 하며 ⑧程子는 전국시대의 말기에 나온 것이라고 말한다. 따라서 그 대략은 마치『禮記』가 漢代의 儒者의 말을 모아 孔子나 子思의 말처럼 전해져 오는 것과 마찬가지이다.

前漢의 劉向이 많은 책들을 총괄적으로 교열했을 때 의서에 관한 책임을 지고 있던 사람은 侍醫 李柱國이었다. 즉, 그가 편집·정비하여『黃帝內經』이 만들어진 것이다. 李柱國이
편찬

清代에 와서는 姚際恒이 다시 일보 진전된 분석을 하였다.『古今僞書考』에서 그는 다음과 같이 말했다. 姚際恒의 설

『素問』에 「黔首」라고 하는 말이 있다. 또 臟氣가 發하는 시각을 설명할 때 「夜半」, 「平旦」, 「日出」, 「日中」, 「日昳」, 「下哺」라고 하고 十二支는 사용하지 않았다(옛날에는 시각을 가리킬 때 十二支를 쓰지 않았다). 따라서 그 부분은 秦代 사람의 저작인 것이다. 또 年을 干支로 말한 곳이 있으며(옛날에는 年을 기록할 때는 干支를 쓰지 않았다) 「寅」時라는 표현도 보인다.
즉, 이것은 漢代 이후의 사람이 쓴 것이다. 이처럼

『素問』에 나와 있는 말 중에는 옛말과 새로운 말들이 혼합되어 있어서 성립시기를 일률적으로 논할 수가 없다.

姚際恒이 지적한 이 증거들은 「黔首」를 제외하면[①] 모두 확실한 것이다.   옛날에는 시각의 명칭에 十二支를 쓰지 않았고 年을 기록할 때에 干支를 쓰지 않았다고 하는 주장은 顧炎武가 『日知錄』 卷20의 〈古人不以甲子名歲〉와 〈古無一日分爲十二時〉라는 항에서 상세한 고증을 행하고 있다.

⑳ 이것은 『漢書』 藝文志 의 諸子略陰陽家에 수록되어 있는 「『黃帝泰素』20篇」의 下에 「韓의 諸公子가 만든 것」이라 씌어 있는 것을 가리킨다. 『漢書』 藝文志는 劉向과 그의 아들 劉歆의 『七略』에 근거하여 편성된 것이므로 여기에 있는 주는 劉向의 『別錄』의 원문으로 보여진다. 呂復이 劉向의 설이라 한 것은 바로 그 때문이다. 『黃帝泰素』는 일찍이 없어져 버린 陰陽家의 책으로 『素問』과는 관계가 없으며 따라서 呂復의 인용은 틀렸다.

㉑ 王念孫의 『廣雅疏證』 卷4 上 · 釋詁의 말―"黔首에 관해서 『說文』에서는 '秦에서 人民을 黔首라 불렀다. 검은 색을 뜻한다'라고 말하고, 『史記』의 秦始皇帝紀에서는 '또한 人民을 黔首라 불렀다'라고 씌어 있다. 생각컨대 『禮記』의 祭義篇에 '명나라에서 鬼神이라 이름붙여 黔首의 도리로 여겼다'라고 씌어 있으며, 鄭玄은 그 주에서 '黔首란 인민을 말한다'라고 설명했다. 또 『戰國策』의 魏策에서 '社稷을 우려하고 黔首를 편안케 한다'라고 말하고 있고 『呂氏春秋』 大樂篇에는 '遠近을 화합하게 하고 黔首를 기쁘게 한다'라고 씌어 있다. 또 『韓非子』 忠孝篇에는 '옛날에는 黔首가 욕심이 없고 말이 적으며 영리하지도 않았다'라고 씌어 있다. 이 책들은 모두 秦 이전의 것으로, 黔首라 하는 명칭은 秦에 이르러 始皇帝가 만든 것이 아니라 옛부터 존재하고 있었던 것이다. 필자[龍伯堅]가 알고 있기로는 『呂氏春秋』에는 大樂篇 이외에도 振亂 · 懷寵의 각편에 黔首라는 말이 있었으며, 李斯의 『諫逐客書』에서도 사용하고 있다. 이들은 모두 秦의 始皇

26年의 「다시 民에게 이름을 붙여 黔首라 한다」라고 씌어 있기 이전의 일로서 王念孫의 주장은 옳다. 姚際恒은 『素問』 寶命全形篇에 「黔首」라는 말이 있었던 사실을 근거로 秦代 사람의 저작이라 보고 있으나 그것은 성립되지 않는다.

『素問』 중의 天元紀大論·五運行大論·六微旨大論· 氣交變大論·五常政大論·六元正紀大論·至眞要大論 등 7편의 〈大論〉에 대해서 〈新校正〉에서는 이렇게 설명하고 있다. 「이 7편은 문장의 양이 매우 많아서 다른 각 편과 어울리지 않는다. 또 서술하고 있는 내용도 다른 편과 합치되지 않기 때문에 이들은 『素問』의 원문이 아니고 『陰陽大論』의 문장이라 생각된다. 唐代에 王氷이 빠뜨린 卷을 그것으로 보충한 것일 것이다」[@]라고. 이 의견에 대하여 일본의 多紀元簡은, 王叔和가 傷寒例 중에서 『陰陽大論』을 인용하고 있으나 그 중에는 7편의 문구가 없기 때문에 〈新校正〉의 설은 믿기 어렵다고 말하고 있다.[@] 요컨대 이들 7편이 『陰陽大論』 중의 문장이건 아니건 그 내용은 『素問』의 다른 각 편과는 거리가 멀다. 또 『黃帝內經』과 밀접한 관계가 있는 『難經』, 『甲乙經』, 『太素』라는 고대의 저작에도 7편 중의 말은 한 구절도 인용되어 있지 않다. 따라서 이들 7편은 『素問』의 원문이 아니고 후에 삽입된 것임을 알 수 있다.

그렇다면 『素問』이 저작된 시대는 세 부분으로 나누어 논해야 할 것이다. 첫 부분은 『素問』 전기 부분의 저작으로, 六節藏象論篇의 第1段과 天元紀大論 이하의 〈大論〉 7편, 그리고 그밖의 후대의 저작을 제외한 전부가 여기에 포함된다. 두번째 부분은 『素問』 후기 부분의 저작으로, 六節藏象論篇의 第1段과 7편의 〈大論〉이다. 그리고 세번째 부분은 따로 후대에 저작된 부분이다.

㉒ 『素問』 王氷의 서문에 대한 〈新校正〉의 말—"天元紀大論·五運行大論·六微旨大論·氣交變大論·五常政大論·六元正紀大論·至眞要大論의 7편은 현재의 『素問』의 4卷을 차지하고 분량이 매우 많으며 전후의 각 편과 어울리지 않는다.

運氣 7篇에 대하여

〈新校正〉의 견해

多紀元簡의 비판

시대구분

또 실려 있는 내용도 다른 편과 대부분 통하지 않는다. 내밀히 의문을 품어보건대 이 7편은 王氷이 『陰陽大論』의 문장에서 채록하여 없어진 卷을 보충한 것일 것이다. 그것은 마치 『周禮』에 〈冬官〉이 소실되어 있는 것을 〈考工記〉로 보충하고 있는 것과 비슷하다.

㉓ 多紀元胤의 『醫籍考』卷1・黃帝素問 條의 元胤 자신의 말—"先子[부친인 元簡]가 일찌기 말하기를……[運氣 7편은]王氷이 『陰陽大論』의 문장을 채록하여 보충한 것이라고 林億 등은 생각하고 있으나, 王叔和의 〈傷寒例〉에 인용한 『陰陽大論』에 7편의 문장이 보이지 않는 것을 보면 林億 등의 주장에는 따를 수 없다."

(2) 『素問』의 전기 부분이 저작된 시대

『素問』전기의
저작시대

『素問』전기의 주요한 부분이 저작된 시대는 扁鵲 이전으로는 거슬러 올라가지 않고 倉公 이후로는 내려가지 않는다. 그 이유는 아래와 같다.

扁鵲傳에서

『史記』扁鵲傳에 실려 있는 扁鵲의 治驗例 중에서 논하고 있는 병리・진단・치료법은 『素問』의 내용과 유사하다. 그러나 완전히 동일하다고 할 수는 없으며 『素問』에 비하면 간결하고 소박한 것이 많다. 그리고 거기에서는 陰陽에 관하여 논하고 있기는 하지만 五行까지는 논하고 있지 않다. 이같은 점에서 볼 때 『素問』은 扁鵲의 시대 이후에 저작된 것으로 추정할 수 있다.

倉公傳에서

다음에 『史記』倉公傳에 실려 있는 倉公의 26종의 治驗例 가운데 湯液(藥物療法)을 사용하고 있는 것이 12가지가 있다. 倉公의 스승인 陽慶이 그에게 물려준 의서 가운데에도 『藥論』이라는 책이 있어, 당시 약물요법이 상당한 지위를 차지하고 있었던 것 같다. 그러나 『素問』전체의 중심을 이루는 치료법은 刺針療法이며, 구체적인 약물요법은 『素問』의 가운데에서 6번밖에 나타나지 않는데 그것도 중요시되고 있는 것은 아니다. 만일 『素問』이 저작된 시대가 倉公과 동시대, 혹은 그 이후라면 이와 같이 약물치료법이 중시되지 않을 리가 없다. 이 점으로 보아 『素問』은 倉公의 시대 이전에 저작된 것으로 추정할 수 있다.

扁鵲 이후, 倉公 이전의 시대는 전국시대이다. 先人이
『素問』을 전국시대의 작품이라고 본 것은 오직 문체에서
판단한 것이었다. 문체 이외에도 그 유력한 증거가 존재
하는데 선인은 이것을 지적하고 있지 않다. 『周禮』와
呂氏春秋』는 모두가 전국시대에 저작된 것인데, 그 중에
서 질병과 위생에 대하여 서술한 부분은 『素問』과 내용
면에서 일맥상통하고 있다. 이 또한 『素問』이 전국시대
의 저작이었다는 것을 뒷받침하는 유력한 증거의 하나인
것이다.

그런데 『素問』 전기 부분의 내용에는 陰陽五行을 설명
하는 부분과 설명하지 않는 부분이 있다. 陰陽五行說은
鄒衍에 의하여 발전 · 완비되었다. 따라서 『素問』의 이
부분에서 陰陽五行을 설명하고 있지 않는 부분이 저작된
시대는 비교적 빠르며, 陰陽五行을 설명한 부분은 鄒衍
의 만년이나 鄒衍 이후에 저작된 것이라 할 수 있다.㉔
이로부터 『素問』의 전기 저작의 주요 부분 중 陰陽五行
을 말하지 않는 부분은 아마 기원전 4세기의 저작, 陰陽
五行을 설명하고 있는 부분은 기원전 3세기 중엽의 저작
이라는 결론을 내릴 수 있다.

陰陽五行說
에서

또 『素問』 전기의 저작 내용 중에는 前漢시대의 저작
인듯한 것이 몇편인가 있다. 예를 들면 脈解篇에 「正月,
太陽寅, 寅은 태양이다」라고 씌어 있다. 秦代와 漢代에
쓰여진 것은 顓頊曆이며, 거기에서는 亥의 月이 正月로
간주되었다. 그것이 武帝의 太初 元年(기원전 104년)에
들어서 발포된 太初曆 이후에는 寅의 月이 正月로 정해
졌다.㉕ 18)따라서 脈解篇에 『正月, 太陽寅』이라 씌어 있는
것으로 보아 이 편은 漢의 武帝의 太初 元年 이후에 저
작된 것임을 알 수 있다.

前漢 시대의
저작

㉔ 鄒衍의 생존연대는 梁啓超의 『先秦學術年表』에 의하면
기원전 340~260년이다.

㉕ 陣遵嬀의 『中國古代天文簡史』 P.37 .

(3)『素問』의 후기 부분이 저작된 시대

『素問』후기의
저작시대

『素問』의 후기 부분이 저작된 시기는 상당히 늦다. 六節藏象論篇의 第1段[19]에 관하여 〈新校正〉은 이 부분이 〈全元起注本〉이나 『太素』에 없다는 점에서 王氷이 보충한 것이 아닌가 하는 의문을 제기하고 있다. 이 第1段과 天元紀大論 이하 7편의 〈大論〉은 그 내용을 같이하고 있으므로 모두 후기의 저작이라 할 수 있다.

시대 추정의
4가지 관점

후기의 저작은 전기의 저작과는 분명히 체계를 달리하고 있다. 우리들은 이하의 네가지 점에서 이것이 저작된 시대를 추측할 수 있다.

『易緯通卦驗』
卷下에서

첫째,『易緯通卦驗』卷下에 서술되어 있는 二十四氣의 계절병이 『素問』후기의 이론체계와 유사하다는 점이다. 단, 거기에는 『素問』처럼 상세한 내용은 없다. 『素問』후기의 저작은 『易緯通卦驗』의 영향을 받아 발전한 것이다. 讖緯의 書[20]의 기원은 오래되긴 했지만 前漢의 哀帝 · 平帝의 시대(기원전 6~5년)에 와서야 널리 읽히기 시작했다.⑧ 이 점으로부터 『素問』후기의 부분이 저작된 시대는 우선 後漢으로 추정할 수 있다.

至眞要大論
篇에서

둘째, 至眞要大論篇에 藥物의 上中下 三品에 대한 것이 서술되어 있는데, 이것은 前漢 말기에 本草書가 나온 이후의 말일 것이다. 本篇에서는 또 方劑의 君臣 佐使에 대한 서술이 있는데, 이 내용은 『神農本草經』에 비해서 한발 앞서 있다. 이 점도 『素問』의 후기 저작이 저술된 시대가 後漢인 것이라는 증거라 할 수 있다.

干支紀年에서

셋째, 고대에는 紀年을 말할 때 「焉逢」, 「攝提格」이라고 했듯이 歲星紀年으로 표현되어,[21] 『史記』曆書의 〈曆術甲子篇〉에는 그와 같이 배열되어 있다. 그러나 또 『淮南子』天文訓에서와 같이 「淮南元年冬, 太一은 丙子에 있고」라는 식으로 干支를 가지고 말할 때도 있으나 이러한 예는 극히 적다. 後漢의 章帝의 治世때인 元和 2년(기원 85년)에 와서 四分曆이 공포된 이후 「甲子」, 「乙丑」이라고 하는 干支에 의한 紀年이 정식으로 쓰이게 되었다.⑨ 〈大論〉 7편에는 干支紀年이 쓰여져 있는데, 이 점에서 『素問』의 후기 부분이 저작된 시대는 後漢의 章

帝 元和 2年 이후인 것이 확실해진다.

네째, 〈大論〉 7편 중에 설명되어 있는 五藏과 五行의 배합 역시 〈今文說〉을 인용하고 있으므로 後漢 이후로 내려가지는 않는다. 왜냐하면 經學이 생겨나기 시작하면서부터 後漢 이후는 〈古文說〉이 성흥한 시대였으므로 이와 같은 독창적인 이론체계가 그 영향을 받지 않을 리가 없기 때문이다.

今文說과
古文說에서

㉖ 『後漢書』 卷30의 張衡傳에는 "圖讖은 哀帝·平帝 때에 일어났다"고 씌어 있다. 그러나 『詁經精舍文集』 卷12에는 徐養原 등의 『緯候不起于哀平弁』 5篇을 싣고 수많은 예증을 들어 圖讖이 哀帝·平帝보다 훨씬 이전에 이미 존재하고 있었다고 쓰고 있다. 『四庫全書總目提要』 經部·五經總義類의 古微書提要에서는 다음과 같이 말한다. 劉向의 『七略』에는 緯書가 나타나 있지 않다. 그러나 緯書는 민간에서 私的으로 전해졌던 것으로서 秦代 이래로 존재하고 있었다. 『史記』 秦始皇本紀에 나타난 盧生[神仙方士의 한 사람]이 秦의 始皇帝에게 올린 이야기뿐 아니라, 『呂氏春秋』 十二紀와 伏生의 『洪範五行傳』에서 발견되는 기록도 讖緯의 설인 것이다. 『漢書』의 儒林傳에 孟喜가 易家의 『候陰陽災變書』를 얻었다고 전해지고 있는 것은 가장 분명한 증거임에 틀림없다. 荀爽이 哀帝·平帝 무렵을 기원으로 하고 있는 것은 그것이 성행했던 시기를 가리키는 것이다"라고. 즉, 讖緯說의 기원은 훨씬 이전이지만 前漢의 哀帝·平帝 때에 이르러서 비로소 널리 유행했던 것이다.

㉗ 朱文鑫『歷法通志』 p. 294에서 볼 수 있다. 浦江清,「屈元生年月日的推算問題」(『歷史研究』 1954년 제 1호)를 참조.

讖緯書에
대하여

이상의 4가지 점을 살펴 볼 때 『素問』의 후기 부분이 저작된 시대는 아마 2세기 경이었다고 말할 수 있을 것이다. 그러나 多紀元胤는 다음과 같은 견해를 보이고 있다.

2세기 경에
저작되었다.

隋의 蕭吉이 저술한 『五行大義』는 위로는 경서로부터

多紀元胤의
견해

아래로는 醫卜書에 이르기까지 五行에 관하여 해설한 것을 모두 수집해 놓고 있다. 그러나 五運六氣의 성쇠에 대해서는 한마디도 언급하지 않고 있는 것을 보면 運氣說은 隋 이후에 일어난 것이라는 점이 분명하다. 運氣說은 緯書와 의서를 합해서 일가견을 세운 것이지만 누가 창시한 것인지는 모른다. 어쨌든 王氷에 이르러 제멋대로 『素問』 중에 삽입되어 運氣說이 세상에 나타나게 되었다.[28]

이 견해는 검토해 볼만한 가치가 있다.

多紀說의
검토

(A) 天紀元大論 이하의 〈大論〉 7篇의 문체는 전국시대의 문체와는 닮지 않았고 隋 이후의 문체와도 닮지 않았다.

(B) 北魏의 孝文帝 太和 9年(485년)에 讖緯의 도서 및 『孔子閉房記』라고 하는 이름의 책을 소지하는 것이 칙령에 의하여 금지되었으며 隋의 文帝 開皇 13년(593년)에도 讖緯의 도서를 개인이 소지하는 것을 엄금했다. 이 두 번의 금지령이 있은 이후에 의술가가 緯書를 이론적 기초로 했다고 하는 것은 무리다.

(C) 王氷이 생존한 시대는 隋와 매우 가깝다. 따라서 가까운 시기의 누군가의 저술을 『素問』 중에 편입한다는 것 같은 일은 있을 수 없다.

이상의 이유에서 多紀元胤의 運氣說이 隋 이후에 일어났다고 하는 설은 역시 인정하기 어렵다.

㉘ 多紀元胤의 『醫籍考』 卷89의 案語[元胤 자신의 견해] 참조.

(4) 다른 後代의 저작

『素問』에는 따로이 後代에 완성된 저작이 혼입되어 있다. 예를 들어 靈蘭秘典論篇에 「胆은 中正의 官, 膀胱은 州都의 官」이라고 씌어 있는데 「中正」과 「州都」는 魏의 曹操 이후에 설치된 관명이다.[29] 또 3세기 중엽에 皇甫謐이 편찬한 『甲乙經』에는 靈蘭秘典論篇이라는 문구는 쓰

靈蘭秘典論
篇은 후대의
저작

여겨 있지 않다. 따라서 본편은 3세기 이후에 나타난 것이다.

㉓ 『太平御覽』 卷265에 인용된 『傳子』의 말이나 馬端臨의 『文獻通考』 卷28·選擧考1에는, 魏의 陳群이 文帝의 延康元 (220)年에 9품제도를 두어 지방에 中正이라는 관직을 두어 인재를 등용했다고 전해지고 있다.

『素問』 각편의 편 제목에는 秦·漢 때에 저술된 책 제목으로는 걸맞지 않은 것이 많은데, 이는 후대의 사람이 고쳤을 가능성이 높다. 淸의 鄭文悼은 『醫故』 卷上에서 「金匱眞言·靈蘭秘典·玉版論要·玉機眞藏 등의 각 편은 그 이름으로 보아 분명히 六朝의 사람이 흉내낸 것이다」라고 서술하고 있다. 이 네 편의 글 가운데 玉機眞藏篇이 『甲乙經』에 채택되어 있을 뿐이고, 다른 세 편은 발견되지 않는다. 물론 편 제목이 六朝 때의 사람이 붙인 제목과 비슷하다고 하여 그 편의 글도 六朝의 저작이라고 단정할 수는 없으며, 『甲乙經』에 쓰여져 있지 않은 글이 六朝의 저작이라고 말할 수도 없다. 이 점에 대해서는 문제를 제기하는 것으로 그치고 이후의 해명을 기다리기로 하자.

鄭文悼의
견해

(5) 결 론

『素問』이라는 책은 전국시대의 많은 의술가들이 그때까지 구전되어 온 역대의 경험을 수집하여 책으로 종합한 것이며, 거기에는 前漢·後漢시대의 저작도 혼입되어 있다. 이들 가운데 가장 빠른 것은 대략 기원전 4세기, 가장 늦은 것은 약 2세기 경의 저작이며, 그 중에는 간혹 3세기 이후의 작품도 혼입되어 있다. 이 책은 집단적인 작업의 성과이며 한 사람의 손에 의하여 된 것은 아니다. 『四庫全書明目錄』 卷10의 『黃帝素問』 항에,

결론

이 책은 오랜 옛날에 만들어졌다고 말해지고 있으나 본디 그러한 책은 없다. 周·秦시대의 사람들이 전해

져내려오는 舊聞을 책으로 엮은 것이다.

라고 한 것이 기본적으로 정확한 견해이다.

제 2 절 『靈樞』가 저작된 시대

『靈樞』의
眞僞에 관한
여러 설
『靈樞』의 眞僞의 문제는 지금까지 실로 장기간에 걸쳐 논쟁이 계속되어 왔다. 宋의 晁公武⑳와 元의 呂復 ㉛은 모두『靈樞』가 가짜 책이 아닌가 하는 의문을 제기했고, 淸의 杭世駿㉜은 이 책이 王氷의 僞託인 것으로 보아왔다. 『四庫全書總目提要』도 杭世駿의 설에 동의하고 있다. 그 이후로 陸心源㉝과 余嘉錫㉞의 상세한 고증을 거쳐『靈樞』는『難經』과『甲乙經』의 시대에는 존재하고 있었고 唐·宋 이후에 완성된 것이 아닌가 하는 확정적인 증거가 제시될 수 있게 되었다. 현재에는 이것이 定說로 받아들여지게 되었다.

(晁公武) ⑳ 晁公武,『郡齊讀書後志』卷2·靈樞經의 條—"王氷은 이 책을『漢書』藝文志에 수록된『黃帝內經』18권 중의 9권이라고 말하고 있다. 또 어떤 사람은 호사가가 皇甫謐이 편찬한『內經』(『甲乙經』)이나『史記』倉公傳에서 문장을 발췌하여 고서로 만든 것이라고 보고 있다. 어느 것이 맞는 것인지는 모른다."

(戴良) ㉛ 戴良,『九靈山房集』卷 27·滄州翁傳의 말 —"(呂復이 말하기를)『內經靈樞』는 漢·隋·唐의 藝文志 어느 곳에도 수록되어 있지 않다. 隋에『針經』9권이, 唐에『靈寶注』및『黃帝九靈樞』12권이 있을 뿐이다. 어떤 사람에 의하면 王氷이『九靈』의 이름을 고쳐서『靈樞』라고 한 것이거나『九靈』이 針術에 상세해서 皇甫謐이 이것을『針經』이라 불렀던 것이『隋書』經籍志의『針經』9권에 해당하지 않은가라고 말하고 있다. 그러나 한 책에 두가지 명칭이 있다는 것은『舊唐書』經籍志에 따로『針經』12권이라고 씌어 있는 것과 부합되지 않는다."

(杭世駿) ㉜ 杭世駿,『道古堂集』卷26·靈樞經跋의 말—"王氷이『九

靈』을『靈樞』로 고쳤다.『靈樞』의 명칭의 유래는 모른다. 문
장·내용은 천박하며『素問』과 동류는 아니다.『素問』을 표
절하여 부연한 것 같으며, 王氷이 僞託한 것일 것이다."

㉝ 陸心源,『儀顧堂題跋』 卷7·靈樞經跋의 말—"『靈樞』란   (陸心源)
『針經』을 말한다.『漢書』藝文志나 皇甫謐의『甲乙經』自序
에 있는 것으로 이후의 시대에 만들어진 것은 아니다.『靈寶
注』는 針 9종류의 명칭이 있어서『九靈』이라 개칭되었다.
또 12經絡에 맞추어 12권이라 한 것이다. 王氷은『九靈』이란
이름을 고쳐『靈樞』라 불렀다. 이 명칭에는 의도가 있으며
옛 이름과는 거리가 먼 것이나 동일한 책이다. 그 증거를 5
가지 예시하여 밝히기로 한다."

㉞ 余嘉錫,『四庫提要弁證』子部醫家類·靈樞經의 條—"『靈   (余嘉錫)
樞』가『針經』이라는 것은『中興館閣書目』에 明文이 있으며
林億도 이에 대해서는 이의가 없다. 어찌하여 그것이 가짜
책인가……이 책은『難經』,『甲乙經』,『脈經』,『外台秘要方』에
인용되고 있으며 고대로부터 전해져 온 것으로 그 역사는 길
다. 杭世駿이 문장·내용이 천박하다고 하여 비난하고 있는
것은 이상하다.『四庫全書總目提要』에서 呂復과 杭世駿의
말에 현혹되어 깊이 생각하지 않고 이 책을 가짜 책이라고
말하는 것은 잘못이다.

일본의 多記元簡은『素問』의 각 편의 대부분의 문장은   多紀元簡元
매우 심오하나,『靈樞』에서는 심오한 문장을 거의 몇 편   胤의 설
밖에 찾아볼 수 없다라고 말했다. 多記元胤도『靈樞』의
문장은『素問』에 비해서 천박하고 이해하기 쉽다라고
쓰고 있다. 이러한 사항이『靈樞』가 저작된 시대가『素
問』보다 다소 늦다고 보는 이유이다.⑱ 그러나 黃以周는
또 다음과 같이 말하고 있다.⑲

어떤 사람이「『素問』의 뜻은 깊고『靈樞』의 뜻은 얕다」   黃以周의 설
라고 말한다. 그러나『內經』18권은 의술가가 수집한
것으로서 한 사람의 손에 의해 이루어진 것이 아니며
그 뜻의 깊이를 말하자면,『靈樞』보다『素問』이 더 높
은 것이 아니다. 어떻게『素問』이『靈樞』보다 천박하고

조악한 부분이 적다는 등의 말을 할 수가 있는가. 『靈樞』와 『素問』은 다같이 『內經』에 속한다. 『素問』 通評虛實論篇에서 皇帝가 骨·脈·筋의 길이에 대하여 묻고 있으나 그 답은 없다 . 王氷은 이것이 『靈樞』 중에 들어 있다고 주해하고 있으나, 『素問』의 이 질문에 관한 문장은 『靈樞』의 문장이 잘못되어 뒤섞여 있는 것이다. 皇甫謐이 『內經』 18권을 이들 두책이라고 간주한데는 믿을 만한 근거가 있다. 『素問』 針解篇에서 설명되고 있는 이 문장이 『九卷』에 나와 있는 것을 〈新校正〉이 지적하고 있으며 方盛衰論篇에 「合五診, 調陰陽, 已在經脈」이라 하는 데서 나오는 「經脈」이란 『九卷』의 편 제목을 말하는 것이고, 王氷도 이것을 말하고 있다. 즉 『素問』의 문장은 『靈樞』의 후에 나온 것이며 『素問』은 『靈樞』를 기본으로 하고 있는 것이다. 『靈樞』가 『素問』에 못미친다라고는 할 수 없다.

㉟ 多記元胤,『醫籍考』 卷5·靈樞經條의 元胤 자신의 말――"아버님[元簡]은 '『素問』의 각 편의 문장은 대부분이 심오한 것이나, 『靈樞』에서는 편을 셀 수 있을 정도이다'라고 말했다.…… 또 馬仲化는 '『素問』에 인용한 醫經의 말은 그 대부분이 『靈樞』에 나와 있는 것이 먼저이고 『素問』은 뒤떨어져 있다'라고 했으나 이는 믿을 만한 것이 못된다. 『靈樞』의 문장은 천박해서 이해하기 쉽고 『素問』에서 언급되지 않은 것이 수록되어 있는 것이다".

㊱ 黃以周 『儆季文鈔』 文二·黃帝內經九卷集注叙 참조

『靈樞』의 어느 편이 저작된 시대는 비교적 새롭다.

『靈樞』의 어느 편이 저작된 시대가 비교적 늦다는 사실에 대해서는 문장이 천박한 것은 제쳐놓고라도 그 이외에도 많은 증거를 발견해낼 수가 있다. 예를 들어 陰陽繫日月篇에 「寅은 正月의 生陽이다」라고 씌어 있는 것은 분명히 漢의 武帝가 발포한 太初曆 이후의 말이다. 또 九宮八風篇과 歲露篇에서 논하고 있는 「太一行宮」은 『易緯乾鑿度』㊲에서 나온 것이므로[23], 이 두편은 두말할 것

없이 後漢시대의 작품이다.

따라서 우리는 다음과 같이 말할 수 있다. 『靈樞』와 『素問』은 다같이 한 사람의 손에 의해서 저작된 것이 아니며 또 어느 특정의 시대에 저작된 것도 아니다. 『靈樞』가 저작된 시대는 전후가 엇갈려 있으며, 오래된 것은 戰國시대의 저작이고 그 중 몇편인가는 『素問』의 어떤 편이 저작된 시대보다 약간 오래된 것이다. 늦은 시기에 저작된 것 중에는 前漢이나 後漢시대의 작품도 있다. 그 중 가장 오래된 것은 아마 기원전 3세기경의 저작이고 가장 뒤늦은 것은 아마 1세기경의 저작일 것이다. 결론

㊲ 『易緯乾鑿度』 卷下의 말—"그러므로 太一曆에 따라서 九宮을 찾아본다."

제 3 절 『素問遺篇』이 저작된 시대

『素問』은 唐의 王氷이 편찬하고 주를 덧붙일 때는 이미 刺法論과 本病論 두 편이 소실되어 있었다. 그러나 北宋의 高保衡 · 林億 등이 醫書를 校勘할 때에는 이 양편이 돌연히 출현하여 經文과 함께 주석까지 존재해 있었다. 이미 없어졌던 이 두 편이 재출현했기 때문에 그것들은 〈素問遺篇〉이라 불려지고 있다. 刺法論과 本病論

이 두 편의 내용과 문장은 모두가 매우 천박하며 분명히 『素問』의 다른 편과 같은 것이 아니다. 〈新校正〉의 시대부터 일찌기 의문이 제기되었고㊳, 취할 바는 없다고 생각했었다 . 일본의 多紀元簡[24]은 이 두 편의 經文과 注解는 모두 한 사람의 손에 의하여 쓰여진 것으로서 용어나 이론의 천박함을 근거로 王氷 이후 사람의 僞作이라고 인정했다.㊴어느쪽의 견해이든 일리가 있다.
즉 〈素問遺篇〉이 저작된 시기는, 王氷 이후, 高保衡 · 林億 등의 이전인 9~10세기 전후일 것이다. 9~10세기의 저작

㊳ 『素問』 第73 · 本病論 의 편제목에 첨부되어 있는 〈新校

正〉의 말—"현재 존재하는『素問亡篇』과『昭明隱旨論』은 이
소실된 두 편[刺法論·本病論]에 해당하는 것으로서 王氷을
참칭한 注도 붙어 있으나 문장은 정도가 낮고 얻을 만한 것
이 없다".

㊧ 多記元胤,『醫籍考』卷4·黄帝素問遺篇의 元胤 자신의
말—"아버님[元簡]은 다음과 같이 말씀하셨다."'현재까지
전해오는『遺篇』1권은 王氷 이후의 사람이 假託하여 작성
한 것으로 본문과 注도 일률적임을 볼 때 한 사람의 손에
의한 것임을 알 수 있다. 문장·내용 모두가 천박하고 얻을
만한 것이 없다'라고.

제 4 절   현재의『素問』과『靈樞』

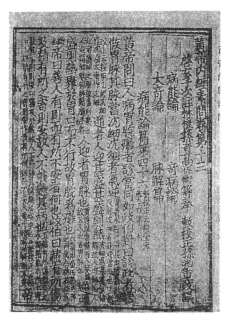

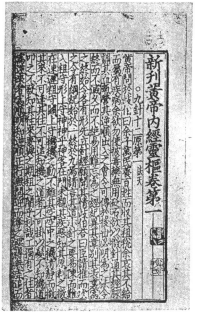

그림 2-a 金刻本『素問』   그림 2-b 元刻本『靈樞』(대만
  (북경도서관소장)   국립중앙도서관소장)

우리들이 현재 대하고 있는 『素問』은 唐의 王氷이 편찬하고 주를 붙인 〈啓玄子次注〉라고 불리우는 것이다. 「啓玄子」란 王氷의 別號이며 「次」란 편찬이라는 의미이다. 『素問』이 9권본 (全元起注本)에서 24권본으로 개편된 것은 王氷의 손에 의한 것이다. 이 책은 宋의 仁宗 嘉祐 2년(1057년)에 이르러 다시 高保衡 · 孫奇 · 林億 등이 교정을 가하고 孫兆重이 오류를 교정했다.

현재의 『靈樞』는 宋의 哲宗 元祐 8년(1093년)에 고려가 헌상한 『針經』이며 9권본이었던 것을 史崧이 개편하여 24권으로 만들었고 『靈樞』라 이름을 고쳤다. 『靈樞』의 원본은 일찌기 高保衡 등의 교정을 거쳤는데[25], 당시 교정된 것은 완본이 아니라 殘本이고 그것도 일찍 소실되어버렸다.

王氷이 개편한 24권본의 『素問』과 史崧이 개편한 24권본의 『靈樞』는 현존하는 것 중에서 가장 오래된 『素問』과 『靈樞』이다.

그래서 淸의 咸豊 2년(1852년)에 錢熙祚은 『黃帝內經』을 펴낼 때에 이 두 책를 채택했다. 『黃帝內經』의 판본은 매우 많으며 『素問』의 현존하는 가장 오래된 판본은 북경도서관 소장의 金刻本인데 남아 있는 것은 13권(『素問』 12권과 〈素問遺篇〉1권을 합한 것)에 지나지 않는다. 한편 『靈樞』의 현존하는 가장 오래된 판본은 元의 胡氏古林堂에서 펴낸 판본이다. 여러 판본 중에서 校勘이 제일 상세하게 잘된 것은 錢熙祚의 것이다[26].

제 5 장 『黃帝內經』에서 논하고 있는 주요한 문제

『黃帝內經』이란 『素問』, 『靈樞』 두 책을 포괄한 호칭이다. 『素問』은 79편에 〈遺篇〉 2편을 더하여 합계 81편이며, 『靈樞』도 마찬가지로 81편으로 이루어져 있다. 그러면 두 책에서는 도대체 어떠한 문제가 거론되고 있는 것일까.

여러 종류의
類書

『素問』, 『靈樞』는 특정한 시기에 어느 한 사람에 의해서 저작된 책이 아니기 때문에 읽어서 핵심을 파악하기가 매우 어렵다. 그래서 과거에 여러 사람이 두 책의 경문을 조목별로 분석해서 그것들을 같은 성질의 문제별로 나누어 파악하려고 시도했다. 이와같이 하면 핵심을 쉽게 파악할 수 있다. 그러한 시도 가운데서 가장 최초의 것이 皇甫謐의 『甲乙經』이다. 이 책은 『素問』, 『針經』(즉, 현행의 『靈樞』)과 『明堂孔穴鍼灸治要』 등 세 권의 책을 합하여 편성한 것으로서 刺針療法을 주요한 목적으로 삼고 있으며, 針灸療法에 관한 것으로는 가장 빠른 의서이다.

『甲乙經』

唐代 초기에 와서 楊上善이 또 『素問』과 『靈樞』 두 책을 합하여 『黃帝內經太素』를 편찬하고 거기에 주해도 덧붙였다. 『甲乙經』과 『太素』에 있어서 편의 배열 순서는 『黃帝內經』 원본보다 진일보한 것이기는 하나 그 분류 방식은 아직 번거로움을 벗어나지 못하여 읽는 데에도 불편하다. 그 후에 元의 滑壽는 일정한 방법에 의하여 『讀素問鈔』[27]를 편찬했으나 이 책은 『素問』의 경문을 발췌한 것으로 전체 내용이 망라되어 있지 않다.

『太素』

『讀素問鈔』

明의 天啓年間에 와서 張介賓[28]이 『類經』을 저술하였다. 이 책은 『素問』과 『靈樞』의 경문을 472條로 분석하고 12類로 묶어 편집한 것이다. 끝 부분의 會通類는 그보다 앞에 나온 분류 중에 수록된 것과 중복된 조문, 그리고 분류할 수 없는 약간의 조문으로 이루어져 있으

『類經』

『黃帝內經』의 저작과 편집 시대

시대(연대)	西曆	史實	史實의 근거	『黃帝內經』의 저작과 편집
周·元王 3년 定王16년	기원전473년 기원전453년	趙簡子 죽다 魏의 桓子와 韓趙, 智伯을 멸하다	楊寬 『戰國史 載國大事年表』 中有關年代的考訂	扁鵲의 시대(기원전 5세기 전반)
戰國時代	기원전221년 원전340~ 기 원 전260년	鄒衍의 시대	梁啓超 『先秦學術年表』	『素問』 전기의 주요 부분이 저작된다 ①陰陽五行을 논하지 않은 것(기원전 4세기) ②陰陽五行을 논하는 것(기원전 3세기)『靈樞』초기의 저작 (기원전 3세기)
秦	기원전221~기 원전207년			
前漢 高後8년	기원전206~24 년			
武帝太初元年	기원전180년 기원전104년	倉公의 시대 太初曆의 반포	『史記』 倉公傳 『漢書』 武帝紀	『素問』 전기의 저작 중에 脈解篇 등의 일부(기원전 1세기)『靈樞』초기 저작 중 陰陽繫明篇 등(기원전 1세기)
	23년	劉歆 죽다	『漢書』 王莽傳	『黃帝內經』의 명칭 성립
後漢 章帝元和2년	25~220년 85년	四分曆의 반포	『後漢書』 章帝紀	『靈樞』초기 중 九宮八風篇, 歲露篇 등(1세기)『素問』초기의 저작

시대(연대)	西曆	史實	史實의 근거	『黃帝內經』의 저작과 편집
三國 (蜀의 昭烈帝 章武元年부터 吳의 中晧天紀 4년까지)	221~280년 215~282년	皇甫謐의 시대	『晉書』皇甫謐傳	『甲乙經』의 편집 완성(3세기 중엽)
晉 (武帝泰始元年부터 恭帝元熙元年까지)	265~419년			『素問』가운데 靈蘭祕傳典論 등(3세기 이후)
唐 高宗	650~683년 650~683년	楊上善의 시대	杜光庭『道德眞經廣聖義』, 楊守敬『日本訪書志』, 蕭延平『校刻黃帝內經太素』序 列, 王氷『素問』序	『黃帝內經太素』의 편집 완성(7세기 중엽)
蕭宗寶應元年	762년	王氷의 시대		현행『素問』의 編次 완성(8세기 중엽)
北宋 仁宗嘉祐年間	960~1126년 1056~1063년	高保衡·林億의 시대	高保衡·林億의『進素問表』	『素問遺篇』(9~10세기)

므로 실제로는 11類이다. 즉, 張介賓에 의하면『黃帝內經』에는 11종류의 주요한 문제가 논의되고 있는 것이 된다.『四庫全書總目提要』에서는 이『類經』을 매우 칭찬하여 「고전을 토막내고 있기는 하나 분류의 이치가 정연하기 때문에 알기 쉽다」고 서술하고 있다. 확실히 이 책은『黃帝內經』이라고 하는 한 권의 책을 복사한 것에 지나지 않으나 독창성이 풍부하다. 이것은 宋의 袁樞가『資治通鑑』을 개편하여『通鑑記事本末』[29]을 지은 것과 마찬가지로 독자에게는 큰 도움이 된다.

⑩『四庫全書總目提要』에서는『類經』이 390條로 나누어 진

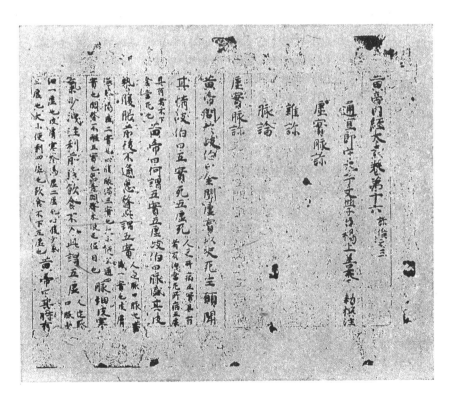

그림 3   古鈔本『黃帝內經太素』(仁和寺所藏)

다고 말하고 있으나 이것은 秉敬의 서문에서 말하는 숫자를 근거로 한 것이다. 이것은 〈會通類〉을 뺀 것으로서 전부를 합치면 472조가 된다.

11종류의
주요한 문제
張介賓『類經』의 분류에 기초하여 우리는『黃帝內經』의 내용에는 다음과 같은 11가지 종류의 주요한 문제가 내포되어 있다는 것을 발견할 수 있다.
그것은 다음과 같다.
(1) 攝生 (개인 위생) 총7조
(2) 陰陽 (陰陽의 이론) 총7조
(3) 藏象 (五臟 각각에 대하여) 총33조
(4) 脈色 (望診 및 切脈의 진단학) 총47조
(5) 經絡 (원래는 혈관의 분포를 가리킴) 총40조
(6) 標本 (질병의 발생과 재발에 대하여) 총5조
(7) 氣味 (五味와 위생 및 질병의 관계) 총3조
(8) 診治 (치료 원칙) 총22조
(9) 疾病 (질병의 각론) 총110조
(10) 針刺 (刺針요법) 총146조
(11) 運氣 (五運六氣의 이론) 총52조
張介賓 이후에도『黃帝內經』의 내용을 분류하고 편집한 책은 대단히 많으나 모두 이『類經』등을 표절한 것일 뿐으로 독창성이 없다.

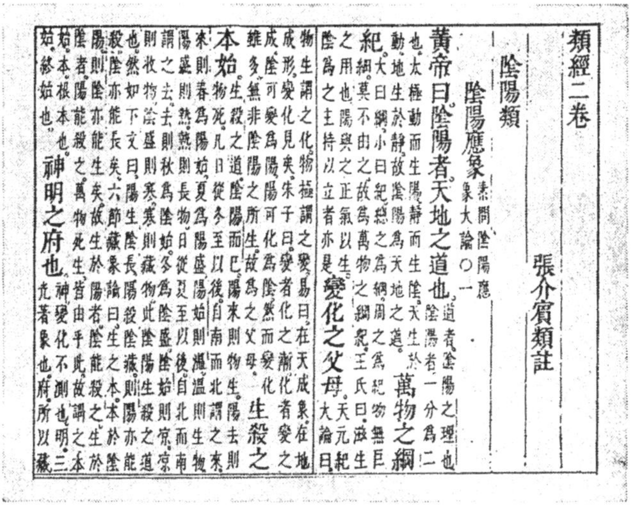

그림 4   類經

그림 5   類經(冒頭目錄)

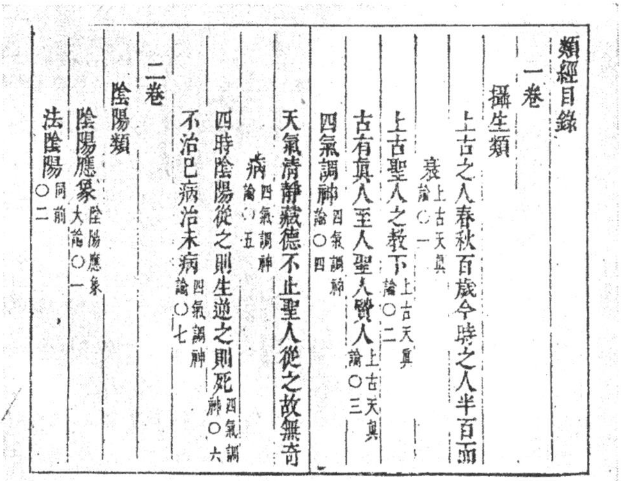

제 6 장 『黃帝內經』의 빛나는 성과

第 1 節 자연발생적인 유물적 관점

『黃帝內經』에 있어서 자연발생적인 유물적 관점은 다음의 네가지 점에서 찾아볼 수 있다.

(1) 귀신을 믿지 않는다
『靈樞』賊風篇에는 다음과 같이 씌어 있다.

> 황제가 묻기를 「지금 선생(岐伯)이 말한 것은 모두 병자가 자기 스스로 알게 되는 것이다. 내가 알고자 하는 것은 外邪도 받지 않고 또 공포로 인한 마음의 불안정도 없는데 갑자기 병이 발생하는 것은 어떠한 연유에서인가 하는 것입니다. 그것은 귀신의 소행에 의한 것일까요?」라고 했다. 岐伯은 이렇게 대답했다. 「그것도 역시 원인이 있는 것입니다. 邪氣가 체내에 머물러 있지만 발병에 이르지는 않고 있을 때 혐오의 감정이나 사모의 감정이 일어나면 체내에서 혈기가 흐트러지고 음양의 氣가 격동하여 발병하게 됩니다. 그러나 그 원인은 경미하기 때문에 보아도 보이지 않고 들어도 들리지 않습니다. 그러므로 귀신의 소행처럼 생각하는 것입니다.」

여기에서는 질병에는 이미 무엇인가의 원인이 존재한다는 점이 지적되고 있다. 그 원인이 시각이나 청각에 의하여 포착되지 않을 때에는 귀신의 소행처럼 생각이 들게 되지만 실은 결코 귀신에 의한 것이 아니다.
『素問』五藏別論篇에는 또 다음과 같이 씌어 있다.

> 질병을 치료할 때는 어떠한 경우이든 반드시 환자의

대소변의 상태를 조사하고 脈의 상태를 파악해야 하며 나아가 정신의 상태와 그 病狀과의 관계를 살펴볼 필요가 있다. 귀신에 씌여 신비한 것을 지껄이는 무리와 더불어 의료의 진수에 관해서 말을 주고 받을 수는 없는 것이다.

귀신 때문이 아니다.

여기에서는 모든 질병을 치료할 경우에 긴요한 것은 처음부터 환자를 세밀하게 관찰하는 것이며, 귀신을 믿는 자들이 훌륭한 치료를 할 수 있다는 것은 있을 수 없는 일이라는 것이 설명되고 있다.

『素問』移精變氣論篇에는 祝由(요술요법)에 의한 치료는 불가능하다는 이유를 다음과 같이 논하고 있다.

祝由(요술)

지금 세상은 옛날과 달라서 사람들은 정신적인 스트레스에 의하여 체내의 臟腑 등이 상하고 과로에 의하여 체력이 소모되고 있다. 또 그들은 사계절의 養生法을 준수하지 않고 寒暑(기온의 변화)에 적응하지 않는 생활을 하고 있다. 그로 인하여 종종 賊風(계절에 反하여 부는 바람)이 불어오면 바람을 맞아 虛邪가 엄습하여 내적으로는 五臟이나 골수에까지 미치고 외적으로는 눈, 귀 등의 感官이나 피부를 상하게 된다. 그로 인하여 가벼운 병이 심한 병이 되며 중한 병인 때에는 죽음에 이르게 되기 때문에 요술로서 병을 치료할 수는 없는 것이다.

여기에서는 질병이라고 하는 것은 모두 증상에 따라서 각각 그 물질적인 원인이 있는 것이므로 기도나 마술같은 요법이 주효할 수 없다라고 설명되어 있다. 이 移精變氣論篇과 동시대의 저작인 『呂氏春秋』盡數篇에서도 동일한 설명이 보인다.

『呂氏春秋』의 동일한 설명

요즈음의 세상에서는 점술사나 기도사를 믿기 때문에 질병이 점점 많아지고 있다. 이것은 예컨대 활을 쏘는 사람이 활을 쏘았는데도 과녁에 맞지 않은 것을 과녁

이 나쁘다고 탓하는 것과 같은 것이다. 그렇다면 어떻게 해야 과녁에 맞힐 수 있을까

즉, 당시의 사람들은 귀신의 의향을 묻기 위하여 점술사에게 의지하고 이를 따랐지만 그와 같은 행위는 질병의 치료에 아무런 도움도 되지 않는 것이라고 말하고 있다.

이상과 같은 인식은 질병과 귀신의 경계, 의학과 무술의 경계를 분명히 구별한 것이다. 오늘날의 우리들에게는 하등의 신기한 것이 없으나 2000년 이전에 그와 같은 인식이 이루어졌었다는 것은 탁월한 견해였다고 하지 않을 수 없는 것이다.[30]

의학과 巫術

(2) 모든 질병에는 원인이 있다.

질병의 원인

모든 질병에는 외적인 것이든 내적인 것이든 무엇인가의 원인이 있는 것이며 신비한 것은 조금도 없다. 『皇帝內經』에서는 이렇게 인식되고 있다. 이는 다음에 제시하는 본문에서 간취할 수 있다.

○ 자연계에는 四時와 五行이 있어서 生·長·化·收·藏의 활동을 수행하며 寒·暑·燥·濕·風의 氣를 만들어낸다. 사람에게는 五臟이 있어서 五臟의 氣가 변화하여 喜·怒·悲·憂·恐의 감정을 일으킨다. 즐거움이나 노여움(內因)은 氣를 손상시키고 추위나 더위(外因)는 形體(육체)를 손상시키며, 격하게 노하면 陰 부분을 손상시키며 격하게 기뻐하면 陽 부분을 손상시킨다. 厥氣(逆氣)가 신체의 상부에 결집하면 경맥이 충만하고 정신이 육체에서 이탈하게 된다. 감정의 도가 지나치고 寒暑의 도가 지나치면 생명은 안정을 잃게 된다. (『素問』陰陽應象大論篇)
○ 모든 질병은 風雨·寒暑·陰陽(房事)·喜怒(감정)·음식·주거, 그리고 지나친 놀램과 공포에서 생긴다. (『靈樞』口問篇)
○ 모든 질병은 風雨·寒暑·淸濕(건조와 습기)·喜怒

54

에 의해 생긴다. 기쁨이나 노여움의 감정이 도가 지
나치면 臟器를 손상하고 風雨는 신체의 상부를, 건조
한 기운이나 습한 기운은 신체의 하부를 손상한다.
(『靈樞』百病始生篇)

이와 같은 주장은 『呂氏春秋』에서도 발견된다. 盡數篇
에는

『呂氏春秋』의
동일한 내용

　　害를 피한다는 것은 어떠한 것인가. 진한 단맛이나 쓴
　　맛, 신맛, 매운맛, 짠맛, 이 다섯가지 맛을 지나치게 섭
　　취하게 되면 생명에 해가 된다. 격한 기쁨이나 노여움,
　　괴로움, 두려움, 슬픔, 이 다섯가지의 감정을 지나치게
　　갖는 것은 생명에 해악이 된다. 심한 추위나 더위, 건조
　　함, 습함, 바람, 비, 안개, 이 일곱가지의 외적 요인이 신
　　체의 精氣에 변화를 일으키게 되면 생명에 해가 된다.
　　그러므로 養生이란 근본적으로 '질병의 원인'을 아는
　　것이 무엇보다도 중요하며 근본을 알기만 하면 질병에
　　걸리는 것을 막을 수 있다.

라고 씌어 있다.

(3) 자연계에는 규율이 있다고 하는 인식
『素問』上古天眞論篇에서는

　　옛 사람들도 도를 분별할 줄 아는 사람은 음양의 법칙
　　에 순응하였다.

음양의 법칙

라고 말한다. 이것은 오랜 옛날에도 양생의 이치를 환하
게 꿰뚫고 있었던 사람은 음양의 법칙에 따라 생활을 하
고 있었다는 점을 말한 것이다. 같은 책의 四氣調神大論
篇에는 또 다음과 같이 기술되어 있다.

　　그러므로 음양과 사계절은 만물의 시작과 끝, 생과 사
　　의 근본이다.   이것에 역행하면 재액이 일어나며 순응

음양과
사계절

하면 질병에 걸리는 일이 없다. 이것을 이름하여 「도를 터득한다」라고 한다.

이것은 음양과 사계절이 모든 생명의 근본임을 말한 것에 지나지 않는다. 음양·사계절의 규율에 위반된 생활을 하게 되면 재액이 일어나지만, 이에 순응하는 생활을 하면 질병이 발생하는 일이 없다. 이것이 "양생의 도를 터득하는"것이 된다. 음양의 변화와 사계절의 운행을 옛사람은 자연계에 있어서의 규율이라고 인식했던 것이다. 음양·사계절의 운행에 순응하는 것은 자연계의 규율성을 위반하지 않는 것이다라고 하는 정신은『皇帝內經』전체에 일관되게 흐르고 있다.

(4) 진단의 물질적 기초

감각에 의한 진단

『素問』五臟生成論篇에는 이렇게 씌어 있다.

脈의 大小·滑澁·浮沈은 손끝으로 식별할 수 있다. 五臟의 상태는 유추해서 살필 수 있다. 五臟에 상응하는 음(5音＝角, 徵, 宮, 商, 羽)은 주의 깊게 들으면 식별할 수 있다. 5色의 미묘한 진단은 시각적으로 살필 수 있다. 脈狀과 안색의 진단을 합하여 행하면 만전을 기할 수 있다.

우리들이 쓰고 있는 진단 방법은 모두 손가락이나 귀·눈 등 감각에 의하여 깨닫는 것으로서, 거기에는 모두 물질적인 기초가 존재하고 있다는 점이 지적되고 있다.

제 2 절 자연발생적인 변증적 관점

『黃帝內經』에 있어서의 자연발생적인 변증적 관점은 다음 두가지 점에서 발견할 수 있다. 거기서 논의되고 있는 구체적인 내용은 당시의 수준의 한계 때문에 어떤 경우에는 객관적인 진실성을 결여하고 있지만 그 방향성은 대체로 변증적이다.

(1) "관계"의 시점

인간의 생리기능에 있어서 내장과 신체 각 부분은 모
두 관련되어 있는 것으로 인식되었다. 예를 들어『素問』
經脈別論篇에는 다음과 같이 씌어 있다.

> 음식물의 氣가 위에 들어가면 그 엑기스인 精氣는 간에
> 散入하고 그 氣는 근육에 浸淫해서 滋養한다. 食氣가 위
> 에 들어가면 穀氣는 心으로 들어가고 精氣는 맥 중에
> 浸淫한다. 脈 중의 精氣는 경맥을 따라 흘러가 마침내
> 폐에 들어가며, 폐는 모든 경맥이 모인 곳으로서 맥 중
> 의 정기는 皮毛로 수송된다. ……음식물이 위에 들어가
> 면 그 정기는 넘쳐흘러 지라에 운반된다. 지라는 그 정
> 기를 사방에 散布하며 상승한 것은 폐에 이르고 수도
> 를 잘 통하게 조절하여 아래 쪽의 방광에 보내진다.

다음으로 병리기능에 있어서는, 신체 밖의 병인과 신
체 내의 병인은 서로 관계가 있다고 인식되고 있는데,
그 예로서는『靈樞』百病始生篇에 다음과 같이 씌어 있
다.

> 風·雨·寒·暑 등의 外邪는 체내가 虛하지 않으면 그
> 만인 것으로서 사람을 상하게 하지 않는다. 갑작스런
> 질풍이나 폭우를 만나도 병에 걸리지 않는 것은 체내
> 가 虛하지 않기 때문이다. 따라서 邪는 그 자체로서는
> 사람을 상하게 하지 않는다.

여기에서 말하는「邪」란 신체의 외부에 존재하는 병인,
「虛」란 신체의 내부에 있는 병인을 말하는 것이다. 체내
의 병인이 없으면 체외에 병인이 존재하고 있어도 병을
일으킬 수 없다라고 설명하고 있는 것이다.

『黃帝內經』에서는 질병은 환자 개개인의 환경과 관계
가 있음이 인식되고 있다.『素問』疏五過論과 調四失論

두 편에는 의사가 범하기 쉬운 과실이 열거되어 있는데, 그 중에서 다섯가지 「過」 중의 첫째와 둘째, 네째 및 네 가지 「失」 중의 세째와 네째는 모두 질병이 환자의 환경과 관계가 있음을 설명하고 있는 것들이다.[31] 만일 의사가 이 관계에 주의하지 않으면 과오를 범하고 말게 될 것이라고 말한다.

(2) "발전"의 시점

질병의
점차적인
발전

『黃帝內經』에서 질병은 점차로 발전해 가는 것이라고 인식하고 있는 점은 다음의 두가지 예에서 찾아볼 수 있다.

風邪의 침습

○그러므로 바람은 모든 병인의 대표이다. 風邪가 寒邪를 수반하여 체내에 머무르면 體毛는 곤두서고, 피부는 닫혀 열이 발생한다. …… 이때에 치유하지 않으면 病邪가 폐에 체류한다. 이때에 치유하지 않으면 폐는 邪를 간으로 전달한다.……이때에 또 치유하지 않으면 간은 邪를 지라로 전달한다.……이때에 치유하지 않으면 지라는 邪를 콩팥에 전달한다.…… 이때에 와서도 치유하지 않으면 십일째에 사망하게 된다. (『素問』玉機眞藏論篇)

虛邪의 침습

○그러므로 虛邪가 인체에 침입할 때는 피부에서 시작한다. 피부가 이완되어 있으면 살결이 열리고 살결이 열리면 邪는 모공을 따라 내부로 유입하여 더욱 깊은 곳으로 침입하려 한다. …… 거기서 邪가 머물고 제거되지 않으면 맥락에 전달된다.…… 여기서 邪가 제거되지 않으면 經脈에 전달된다.…… 또 여기서 제거되지 못하면 輸穴로 전달된다. 여기서 머물고 제거되지 못하면 伏衝의 맥에 전달된다. ……여기서도 머물러 제거되지 못하면 위에 전달된다.……여기서 머물러 제거되지 않으면 위장 밖의 募原이라는 곳에 전달되어 맥에 유착되고 만다. 여기에 오랫동안 체류하여 제거되지 않으면 마침내는 지병이 되고 만다. (『靈樞』百病始生篇)

또 『黃帝內經』 가운데에는 전문적으로 「病傳」, 즉 질병의 발전 과정을 논한 편이 2편이 있다. 하나는 『素問』의 標本病傳論篇이고, 또 하나는 『靈樞』의 病傳篇이다. 『素問』의 熱論篇에는 傷寒의 邪가 각 경맥에 전달되어가는 상황이 서술되어 있는데, 그 역시 傷寒病의 발전 과정을 설명한 것에 지나지 않는다. 거기에는 다음과 같이 씌어져 있다.

病傳

『傷寒病』의
발전과정

첫날은 巨陽(태양)經이 이것[傷寒]을 받고 2일째는 陽明經이 받고, 3일째는 少陽經이, 4일째는 太陰經이, 5일째는 少陰經이, 6일째는 厥陰經이 이것을 받는다.

이 또한 일종의 "발전"속에서 파악하는 견해로서 후에 張仲景이 저작한 『傷寒論』의 六經病은 이 熱論篇을 기초로 하여 전개한 것이다.

傷寒論과
熱論篇

제 3 절   해부 분야의 인식

(1) 체표해부

『黃帝內經』의 대부분은 刺針療法에 대하여 논하고 있는데 刺針療法에 있어서 가장 중요한 것은 刺針하는 혈의 부위를 확정하는 사항이다. 혈의 부위가 확정되면 반드시 먼저 체표상에서 그 지표를 결정하지 않으면 안된다. 이 지표는 주로 뼈의 부위에 의하여 결정된다. 『素問』骨空論篇에는 일부 骨名과 骨空의 부위가 적시되어 있다. 骨空이란 양 골사이의 空隙을 가리킨다. 『靈樞』의 經脈篇과 經筋篇에는 경맥과 경근의 起止(처음과 끝의 부위)와 분포에 대하여 기술되어 있으며 다른 곳에서도 체표해부에 대한 기록이 많이있다.

경혈의
부위는 뼈를
지표로 한다.

經脈·經筋의
처음과 끝

(2) 사람의 유형

『靈樞』 通天篇에는 「太陰人」, 「少陰人」, 「太陽人」, 「少

사람의 유형

陽人」,「陰陽和平人」이라고 하는 다섯 종류의 사람의 유형이 제시되어 있다. 또한『靈樞』의 陰陽二十五人篇에서는 오행의 관점에서 「木形人」,「化形人」,「土形人」,「金形人」,「水形人」이라고 인간을 크게 다섯 유형으로 분류하고 이 유형 하나하나를 다시 角・徵・宮・商・羽의 오음에 의한 다섯 종류의 작은 유형으로 분류하고 있다. 즉, 인간이 전부 25종의 유형으로 분류되고 있는 것이다.

히포크라테스
와의 비교

그것들은 모두 물질적인 근거를 가지고 있으며 단순한 공상의 산물이 아니다. 거기에는 각각의 유형에 해당하는 사람의 형태・체질・성격 그리고 걸리기 쉬운 질병 등이 제시되어 있다⁰. 이것은 히포크라테스가 인간을 「多血質」,「粘液質」,「黃胆質」,「黑胆質」의 네가지 유형으로 분류한 것과 비슷하다. 히포크라테스의 분류는 주로 생리면에서 나온 것이고,『靈樞』의 분류는 주로 해부면에서 출발하고 있다.

⑪ 馬總의『意林』卷5에서 인용한 『任子』의 말—"木氣人은 勇. 金氣人은 剛. 火氣人은 強하면서 躁. 土氣人은 智的이면서 寬. 水氣人은 急하면서 賊".

(『五行大義』
에서
발견되는
사람의 유형)

蕭吉의『五行大義』卷5・第23・論諸人 第1의 論人配五行의 말 —"『文子』에서 말하기를 '사람은 天地의 중심, 五行의 근본이다. 사람은 天地五行의 氣를 받고 출생하여 만물의 주인이 되며, 사람에게 天地의 兩儀를 배당하여 天地人의 三才가 이루어진다. 그러나 선천적으로 타고난 氣에는 사람에 따라서 다소의 차이가 있다. 木氣를 많이 받은 사람은 강직하고 인자하며, 火氣를 많이 받은 사람은 성격이 격하고 예를 존중한다. 土氣를 많이 받은 사람은 온건하고 신망이 두터우며, 金氣를 많이 받은 사람은 의연하고 의리에 넘친다. 水氣를 많이 받은 사람은 침울하고 지혜가 풍부하다. 五氣가 서로 합해져서 사람의 신체를 형성한다. 氣가 맑고 깨끗하면 그 사람의 성격은 시원시원하며, 혼탁하면 어리석고 고집센 사람이 된다.'라고 했다……『祿命書』에서 말하기를, '金人은 강건하고 자립심이 왕성하며, 木人은 재능이 많고 우아하다. 水人은 겸허하고 지혜가 있으며, 火人은 자부심이 강하고 성품이 급하다. 土人은 충의와 신의가 두텁고 외고집이 강하다.'라고 했다 ……『文子』에서 말하기를 '옛날 中皇子가 다음과 같이 말했다고 한다. 하늘에는 五行이, 땅에는 五岳이, 소리에는 五音이, 물질에는 五味가, 색에는 五章이, 사람에는 五位가 있다. 고로 천지간에는 25종의 사람이 존재한다. 최상의 五種이란 神人 · 眞人 · 道人 · 至人 · 聖人이고, 다음으로는 德人 · 賢人 · 善人 · 中人 · 弁人이며, 그 다음으로는 仁人 · 禮人 · 信人 · 義人 · 智人, 그 다음으로는 仕人 · 庶人 · 農人 · 商人 · 工人, 최하위로는 衆人 · 小人 · 駑人 · 愚人 · 完人이 있다'라고 했다……『五行相書』에서 말하기를 '木人은 여위고 얼굴이 길고 키가 크다. 火人은 머리가 작고 처져 있으며 키는 작다. 土人은 얼굴이 둥글고 배가 크다. 金人은 사각형의 얼굴에 입언저리가 긴장되어 있다. 水人은 안색이 희고 고우며 오리걸음으로 걷는다. 木人은 청색은 좋으나 백

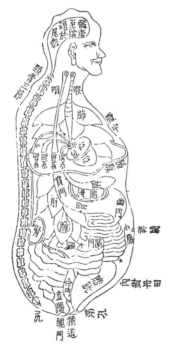

그림 6 內景圖(『類經圖翼』에서)

색은 해롭다. 火人은 적색은 좋으나 흑색은 해롭다. 土人은
황색은 좋으나 청색은 해롭다. 金人은 백색은 좋으나 적색은
해롭다. 水人은 흑색은 좋으나 황색은 해롭다."라고 했다.

(3) 소화관의 길이에 대한 측정

소화관의
길이의 비율

梁伯强은 일찌기『靈樞』의 腸胃篇에 기재되어 있는 소
화관의 길이와, 근대의 스파르테홀츠가 지은『人體解剖
圖譜』에 기재되어 있는 소화관의 길이를 비교하여 양자
에 기재된 것 중에 식도와 창자의 길이의 비가 유사하다
는 점을 명백히 했다[42]. 그 비율은 아래의 표와 같다[43].

	식 도	창 자	식도와 창 자의 비
靈 樞	1.6尺 (咽에서 胃까지)	56.8尺 (小腸·回腸·廣腸)	1.6:56.8 =1:36
人體解剖圖譜	25cm	925 cm	25:925cm =1:37

[42] 梁伯强의「學習黃帝內經的一些體會」(『中華醫學雜誌』제
5호, 1955년에 수록).

(梁伯强說의
보충)

[43] 梁伯强의 설에는 아직 문제가 있기 때문에 좀더 진전된
검토를 기다릴 필요가 있다. 바커(L.F. Barker)의 영역판의
스파르테홀츠가 지은『人體解剖圖譜』에 기재되어 있는 식도
의 길이는 梁씨가 인용하고 있는 것과 같으나, 장의 길이는
같지 않다. 영역본에는 다음과 같이 되어 있다.

小腸　　500~700cm
大腸　　150cm
直腸　　16cm

이 영역본은 독일어판 원본의 제13판의 번역이다. 梁씨는
독일어 원본을 인용했겠지만 몇번째 판인지는 알 수 없다.
만일 영역본에 따라 장의 최대 길이를 계산하면,

700+150+16=866cm (장의 길이)
25:866=1:35 (식도와 장의 길이의 비율)

가 된다. 이 숫자는『靈樞』의 1:36과 유사하다.

제 4 절 생리학에서의 성과

『黃帝內經』에서 혈액순환에 대하여 상당히 구체적으
로 설명하고 있는 것은 우리나라 의학사상 하나의 위대
한 발견이라 할 수 있다. 이 점에 대하여는 이미 伍連德·
王吉民 共著『中國醫史』와 梁伯强의 논문에서 논급되고
있지만 그 설명이 아주 상세하다고는 말하기 어렵다. 여
기에 아래와 같이 보충해둔다.

혈액순환설

(1)혈액을 營氣라 부른다
『靈樞』營衛生會篇에는 다음과 같이 씌어 있다.

營氣=혈액

中焦의 氣도 上焦의 경우와 마찬가지로 위로부터 나오
지만 그것은 上焦의 氣가 나온 다음에 나온다. 中焦가
받은 氣란 음식물의 찌꺼기를 분리하고 체액과 함께
蒸熟되어 아주 미세한 모습으로 만들어진 것으로서 이
것이 폐맥을 따라 올라가 변화하여 피가 된다. 피는
신체·생명을 유지하는 것이기 때문에 이것보다 귀중
한 것은 없다. 이 피만이 經隧(혈관) 속을 운행하기
때문에 營氣라고 불리운다.

즉, 여기에서는 음식물의 찌꺼기를 제거한 순수한 부
분이 변화하여 생성된 혈액에 의하여 영양이 전신에 공
급되며, 이 혈관 속을 흐르는 혈액을 營氣라고 부른다라
고 하는 것이 제시되어 있다.『靈樞』邪客篇에는,

營氣는 체액과 함께 스며나와 혈관에 주입되고 피로
변화하여 사지에 영양을 공급한다.

라고 씌어 있다. 즉, 營氣란 사지에 영양을 공급하는 혈
관 속의 혈액을 말한다.

(2) 營氣는 맥의 내부에 보장되어 있다

『靈樞』決氣篇에는 脈에 대하여 다음과 같은 하나의
정의가 내려져 있다.

營氣를 막아 유출되지 않게 한 것을 맥이라 한다.

즉, 영기를 둘러싸서 흘러서 흩어지지 않도록 한 것을
맥이라고 부르고 있는데, 이것은 혈관에 대한 하나의 훌
륭한 정의로서 오늘날에도 사용할 수 있을 것이다. 『素
問』脈要精微論篇에

脈은 血의 府[모이는 곳]이다.

라고 씌어 있는 것처럼, 피는 맥의 내부에 보장되어 있는
것이다.

(3) 체내의 혈액은 멈추지 않고 흐른다
『靈樞』脈度篇에서는 다음과 같이 말한다.

氣가 끊임없이 흐르고 있는 것은 물의 흐름이나 일월
의 운행에 그침이 없는 것과 같은 것이며, 안으로 오
장에 흘러 들어가고 밖으로는 살결을 윤택하게 한다.

이것은 영기가 물과 같이 쉬지 않고 흐르고, 일월의 운
행과 마찬가지로 순행하여 그치지 않으며, 신체의 내부
에서는 오장을 양생하고 외부에서는 피부를 윤택하게 한
다는 것을 설명한 것이다.『靈樞』本藏篇에는,

經脈은 血氣를 순환시키고 음양을 양생하며 근육과 뼈
를 윤택하게 하고 관절을 이롭게 한다.

라고 씌어 있어, 경맥의 작용은 혈액을 순환시키고 근육
과 뼈를 윤택하게 하며 관절의 운동을 원활하게 하는 것
임을 지적하고 있다.

(4) 혈액은 체내를 순환한다
이에 대해서는 다음의 본문에서 찾아 볼 수 있다.

혈액의 순환

○경맥은 흐르고 그치지 않으며 두루 돌고 쉬지 않는다. (『素問』 擧痛論篇)

○순수한 精氣는 經脈 내를 순환하며, 항상 돌고 쉬는 일이 없으며 끝났는가 하면 다시 시작한다. (『靈樞』 營氣篇)

○營氣는 돌면서 쉬지 않고 50번을 돌아 다시 衛氣와 서로 만난다. 이 두 氣는 고리에 끝 (기점과 종점)이 없는 것과 같이 서로 인체의 음양의 부분을 관통하고 있다. (『靈樞』 營衛生會篇)

○精氣 가운데 經脈 속을 도는 것을 營氣라고 한다. 인체의 陰과 陽, 밖과 안 부분을 순환하는 양상은 고리에 끝이 없는 것과 같다. (『靈樞』 衛氣篇)

○營氣와 衛氣는 고리에 끝이 없는 것과 같이 인체의 상하를 관통하여 흐르고 있다. (『靈樞』 動輪篇)

혈액이 脈 속을 둥근 고리와 같이 시작도 끝도 없이 쉬지 않고 흐른다는 것을 이러한 말로부터 알 수 있다. 즉, 모두가 혈액이 순환적으로 흐르고 있다는 것을 설명하고 있는 것이다.

(5) 왜 혈액을 營氣라고 부르는가
「營」자와 「環」자는 그 옛 음이 유사하기 때문에 두자가 통용될 수 있다는 점은 다음에 열거하는 글 속에 설명되어 있다.

「營」이란 글자의 뜻

○옛날에는 「營」의 음을 「環」의 음으로 읽었다. 「嫈」자는 원래 「營」의 省聲으로서, 罠과 嫇이 서로 통하는 것과 같다. 『詩經』의 「獨行罠罠」에 대하여 『經典釋文』에는 「어느책에서는 罠자를 嫈 으로 쓰고 있다」 라고 씌어 있다. 「嫇嫇在疚」를 崔本에서는 「嫈」 자로 쓰고 있다. 『春秋左氏傳』의 『嫈嫈余在疚』를 『說文』은 「嫇」으로 만

錢大昕의 설

들어 인용하고 있다. (錢大昕『潛研堂文集』卷6・문답 3)

段玉裁의 설 ○營이란 帀居의 뜻이다. 帀居란 싸돌고 있음을 말한다. 帀營[시장과 병영]을 闠라고 하고 軍壘(要塞)를 營이라고 하는 것은 모두 이러한 것의 예이다.(段玉裁의
孫星衍의 설 『說文解字注』) 孫星衍이 말하기로는 營과 闠의 음은 가깝다. 「自營曰厶」를 현행본『漢非子』에서는 「自環」이라 하고 「謍謍在疚」를 「嬛嬛」이라고 만들고 있는 것은 그 예이다.(『說文解字詁林』第3268頁)

多記元胤의 설 ○「縈」과 「營」은 같은 글자로서 두루 돈다는 뜻을 가진다. 『靈樞』의 五十營篇에는 營氣가 체내를 주행하는 회수가 정해져 있으며, 또 營氣篇에 「營氣의 道는 內穀[체내에 들어간 식물]을 가장 중요한 것으로 한다. 식물이 위에 들어가면 이것을 폐에 전하여 체내에 가득넘치게 하고 體表로 布散한다. 순수하고 미세한 氣는 經脈을 돌아 항상 유동하는 것을 멈추지 않으며 끝이 나면 다시 시작한다」라고 씌어 있다. 또 營衛生會篇에 「營氣는 周流하며 멈추지 않는다」라고 씌어 있는 것도 그 의미는 같은 것이다. 그런데『說文』을 보면「營, 帀居발음. 宮에 따른 熒의 省聲」이라 한다. 이에 따르면「營」은 環周한다고 하는 의미가 되지 않는다. 생각컨대 「營」의 옛 음은 「環」과 같았었다. 그 증거로서『韓非子』五蠹篇에 「蒼頡之作書也, 自環者謂之私, 背私者謂之公」이라고 되어 있는 것을『說文』에서는 「自營爲厶, 背厶爲公」이라고 하고 있다. 또『漢書』地理志의 「臨甾, 名營丘, 故齊詩曰, 子之營, 遭我乎山農之間兮」에 대한 顏師古의 注에는 「"齊國風營"이란 詩의 구절이다.『毛詩』에서는 環으로 만들었고『齊詩』[32]에서는 營으로 만든다」라고 말하고 있다. 이와 같이 음이 서로 통하면 의미도 서로 빌어쓰는 것이므로 營衛의 「營」도 또한 「環」과 같은 뜻인 것이다.『靈樞』脈度篇에 「蹻脈은 태양・陽蹻의 脈과 합류하여 상승하며, 氣가 합병하여 環周하면 눈에 윤기가 나고 氣가 流生하지 않으면 눈이 감기지 않는다」라고 한 것은 「還(環과 통한다)」과 「營」이 같이 사용

되고 있는 예이며 이 또한 그 증거로 삼을 수 있다.(多
記元胤『難經疏証』·第30 難疏証)

이와 같은 여러 설로부터 「營」자와 「環」자는 통용될 수 「營」과「環」은
통용된다.
있으며 營氣란 바로 環氣를 뜻하는 것임을 알 수 있다.
옛사람은 혈액순환의 현상이 고리에 끝이 없는 것과 같
이 쉬지 않고 環周한다는 인식에서 혈액을 營氣라고 불
렀던 것이다.

(6) 心(심장)과 脈(혈관)의 관계에 대한 인식
이것은 다음에 제시하는 예에서 명백해질 것이다. 심장과 혈관

○心은 생명의 본원이요 정신이 머무르는 곳이다. 그 표
  징은 얼굴에 나타나고 血脈을 양생한다. (『素問』六節
  藏象論篇)
○心의 合[氣가 모이는 곳]은 맥이고 그 榮[나타나는 곳]
  은 얼굴이다. (『素問』 五藏生成篇)
○心은 신체의 혈맥을 주관한다. (『素問』痿論篇)

(7) 박동하는 혈관을 인식하여 그것을 동맥이라 부른
    다
『素問』 三部九候論篇에서는 인체의 상부를 脈診하는 동맥의 인식
부분에 대하여,

    상부의 天은 양 이마의 동맥, 상부의 地는 양 볼의 동맥,
    상부의 人은 귀앞의 동맥

이라고 말하고 있다. 「양 이마의 동맥」이란 淺側頭동맥
의 이마 앞의 가지, 「양 볼의 동맥」이란 顎동맥, 「귀 앞
의 동맥」이란 淺側頭동맥을 말하는 것으로 이 부분들의
혈관은 밖에서 손가락을 대면 박동이 느껴진다. 동맥이
라고 불려진 것은 이 때문이다.

동맥·
정맥·혈청의
인식

(8) 동맥관과 정맥관의 구별은 하지 않았지만 이미 두 곳에 흐르는 혈액이 같지 않다는 점은 인식되고 있었으며, 또 혈청의 존재도 인식되고 있었다

동맥

『靈樞』血絡論篇에,

> 혈액이 분사하는 것과 같이 흐르는 것은 왜일까

라고 씌어 있다. 이것은 동맥혈에 대하여 말한 것에 지나지 않는다. 또

정맥

> 혈액의 흐르는 양이 적고 흑색으로 탁해져 있는 것은 왜일까

라고 씌어져 있다. 이것이 정맥관을 가리키는 것이라는 점은 명백하다. 또

혈청

> 혈액이 몸 밖으로 나오면 반은 맑은 상태인데 나머지 반은 즙의 상태가 되는 것은 왜일까

라고도 씌어 있다. 이것은 또한 분명히 혈청을 말한 것이다.

이상에서 본 내용은 매우 정확한 혈액순환설이라고 말할 수 있을 것이다. 이러한 것은 생리현상에 대한 하나의 초보적인 인식이라 할 수 있겠지만 상당히 구체적으로 묘사되어 있다. 이러한 현상에 대한 기록은『素問』과『靈樞』의 경우는 기원전에 쓰여진 것이며 아무리 늦게 잡아도 기원전 1세기를 넘지는 않는다.

유럽의 혈액
순환설과의
비교
에라시스트라
투스
갈레노스

유럽에서 기원전 4세기에 활약한 그리스의 히포크라테스는 아직 혈액이 유동하고 있다는 것을 알지 못하였다. 기원전 3세기 알렉산드리아의 에라시스트라투스(Erasistratus)에 와서 비로소 혈액은 유동한다는 견해가 제시되었지만, 2세기 로마의 갈레노스(Gallenos)에 의한 혈액의 인식은 혈액을 조류와 같은 것으로 본 것에 지나지 않았으며 순환적으로 유동한다는 점은 인식되지

못하였다. 갈레노스의 이 설이 유럽을 1000년 이상이나 지배하여 왔던 것이다.

13세기에 와서 아랍의 나피스(Nafis)에 의하여 혈액 나피스의 소순환이 인식되기는 하였으나 당시 유럽 의학계는 아직 이에 대하여 모르고 있었다. 이보다 훨씬 뒤인 16 세기에 와서야 스페인의 세르베투스(Servetus)와 이탈리 세르베투스아의 콜롬보(Colombo)가 소순환을 인식했고, 이탈리아 콜롬보의 세살피노(Cesalpino)가 혈액은 정맥을 통해 심장으로 세살피노운반되며 동맥에 의하여 전신을 돈다는 것을 인식했다. 그러나 "순환"이라는 명칭을 쓰기 시작한 것은 그 후 17세기에 와서 영국의 하베이(Harvey)가 은사 파브리스 하베이노(Fabricius)가 발견한 靜脈弁을 기초로 하여 혈액순환 을 발견한 후부터이다. 그 후 1661년 이탈리아의 말피기 말피기(Malpighi)가 모세관의 순환을 발견하고나서야 겨우 혈액순환에 관한 모든 설명이 완성되었다. 이를 보면 혈액순환이라고 하는 생리현상에 대한 『黃帝內經』의 초보적인 인식은 어느 학설보다 먼저였다고 말하지 않을 수 없다.

제5절 질병의 인식

(1) 질병이란 무엇인가

『黃帝內經』에서는 질병에 대한 정의가 별도로 내려져 건강의 정의있지는 않지만 건강에 대해서는 일정한 정의가 내려져 있다. 이 건강에 대한 정의에 의하여 우리들은 질병이란 무엇인가를 추측할 수 있다. 『靈樞』의 終始篇에는 다음과 같이 씌어 있다.

소위 平人[건강인]은 병에 걸리지 않는다. 병에 걸리지 않는 사람은 脈口와 人迎脈이 사계절에 순응하며, 자연계와 인간의 리듬이 서로 호응하여 脈氣가 왕래한다. 六經의 脈은 막힘없이 흐르며 경맥의 본과 말[根과 結]의 차가움과 따뜻함이 적정하게 보존되고 육체와 氣血이 조화되어 있다. 이와 같은 사람을 평인이라고 한다.

여기에서는 외계의 환경에 잘 적응하여 인체 내부의 기능이 조화되어 있는 상태가 건강하다고 보고 있다. 그러므로 역으로 외계의 환경에 적응할 수 없고 인체 내부의 기능이 조화를 이루고 있지 못한 상태가 질병이 되는 것이다. 즉, 질병이란 사람의 생체에 있어서의 일종의 자연스러운 과정으로서 하등 신비한 것이 아니라고 인식하고 있는 것이다.

질병은 인체 내부 기능의 부조화

(2) 질병의 종류

『黃帝內經』에 있어서 여러가지의 질병에 대한 인식은 「瘧疾」이란 이름이 오늘날의 말라리아와 같다는 것 이외에는 현대의 의학적인 견해에서 볼 때는 모두 증상을 기술해놓은 것이거나 증후군의 명칭으로 되어 있어서 그러한 증상의 기술이나 증후군의 명칭이 당시에는 질병의 명칭으로 간주되고 있었다.

질병의 종류는 대단히 많아서 요점적으로 간결하게 파악할 수 있기 위해서는 먼저 질병을 계통화할 필요가 있었고, 따라서 고대의 의술가에게는 질병을 분류하는 것이 요구되었다. 『黃帝內經』의 질병분류가 주로 오장에 의해 이루어지고 있는 이유는 당시에는 오장을 인체 내의 핵심으로 보고 있었기 때문이다. 예를들면, 熱[41], 瘧[5], 咳[6], 風[7], 痺[8], 脹[9]이라고 하는 병은 모두 肝·心·脾·肺·腎 등의 오장에 따라 분류되어 있다. 이와 같은 것은 현대의학의 계통적인 질병분류와 거의 흡사하다.

질병의 계통적 분류

五臟에 의한 분류

당시의 의학수준에는 한계가 있었기 때문에 표면적·직접적인 관찰에 의해서 분류의 기준이 만들어졌다. 예를 들면 熱의 분류에서는 통증을 느끼는 부위와 그 통증이 있는 부위에 가까운 장기에 의하여 분류가 이루어져서 脇滿痛이 있으면 肝熱, 心痛이 있으면 心熱, 요통이 있으면 腎熱이라 부르는 식이었다[10].『黃帝內經』에서는 또한 오장에 의한 분류 외에도 위·대장·소장·방광·三焦·담 등의 육부에 의한 분류[11], 힘줄·근육·피부·뼈 등에 의한 분류[12], 그리고 나아가서는 三陰三陽의

六腑經脈 등에 의한 분류

경맥에 의한 분류[30]가 이루어지고 있다.

분류란 과학에 있어서 첫번째의 기초적인 작업이다. 분류란
『黃帝內經』에서 질병을 오장에 의하여 분류하려고 하는
부분은 기원전에 저술된 것으로서 기원전 1세기를 넘지
않는다. 서구의 의학사에 있어서 질병을 기관에 의하여
분류한 것은 2세기에 활약한 로마의 갈레노스 이후이다.

⑭ 『素問』 刺熱篇 참조.
⑮ 『素問』 刺瘧篇 참조.
⑯ 『素問』 咳論篇 참조.
⑰ 『素問』 風論篇 참조.
⑱ 『素問』 痺論篇 참조.
⑲ 『靈樞』 脹論篇 참조.
⑳ 『素問』 刺熱篇 참조.
㉑ 『靈樞』 脹論篇 참조.
㉒ 『素問』 痿論 · 長刺節論 · 『靈樞』의 癲狂 각편 참조.
㉓ 『素問』 刺瘧篇 참조.

(3) 질병의 계절성에 대한 인식

『黃帝內經』에서는 질병에 계절성이 있다는 것, 즉 춘 사계절
특유의 병
하추동의 사계절에 따라 걸리기 쉬운 질병이 있다는 것
이 인식되고 있다. 『素問』 金匱眞言論篇에서는 다음과 『素問』金匱
眞言論篇의
글
같이 말한다.

봄에는 病邪가 머리에 있고 여름에는 病邪가 장에 있
으며 가을에는 病邪가 어깨와 등에 있고 겨울에는 病邪
가 사지에 있다. 따라서 봄에는 鼽, 衄病을 잘 앓고, 한
여름에는 胸病을 잘 앓고, 늦여름[6월]에는 洞泄 · 寒中
病을 잘 앓고, 가을에는 風瘧病을 잘 앓고, 겨울에는
痺 · 厥病에 잘 걸린다.

봄은 病邪가 머리에 있으므로 鼽(코가 막혀 통하지 않는
다)나 衄(비출혈)병에 걸리기 쉽다. 여름에는 病邪가
내장에 있으므로 한여름에는 胸脇부위가 병에 걸리기 쉽

고, 늦여름[6월]에는 洞泄(설사)나 寒中(전염성 설사)을 앓기 쉽다. 가을에는 病邪가 어깨와 등부분에 있으므로 風瘧(말라리아)에 걸리기 쉽고, 겨울에는 病邪가 사지에 있으므로 痺(저리는 것)·厥(냉병)에 걸리기 쉽다. 감기는 봄의 병, 설사는 여름의 병, 말라리아는 가을의 병이라는 것을 분명히 알 수 있다.『黃帝內經』과 같은 시대의 저작인『周禮』의 天官冢宰疾醫의 항에는,

『周禮』의 글

> 봄에는 痟首病이 있고 여름에는 痒疥疾이 있으며 가을에는 瘧寒疾이 있고 겨울에는 嗽上氣疾이 있다.

라고 씌어 있다. 즉, 봄에는 머리가 무거운 것같은 통증이 오기 쉽고 여름에는 옴[종기]이, 가을에는 학질이, 겨울에는 해소천식이 항상 잘 발생하는 것이라고 한다. 이러한 기술로부터 당시에는 질병의 계절성이 분명하게 인식되고 있었다는 점을 알 수 있다.

(4) 질병의 지역성에 대한 인식

지역과 질병
『黃帝內經』에는 질병에는 지역성이 있다는 것도 인식

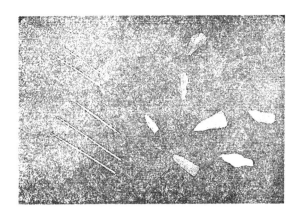

그림 7 砭石과 針(出土物)

되어 있다. 『素問』異法方宜論篇에서는 다음과 같이 말한다.

　　동방 지역은 해가 뜨는 곳이다. 그곳은 어류나 소금의 산지로서 바다에 면해 있다. 주민은 어류를 항상적으로 먹고 짠 맛을 즐기며 모두 이 토지에 안주하여 그곳에서 채취되는 음식물에 만족하고 있다. 어류는 인체 내부에서 열을 발생케 하며 소금은 피를 勝하게 한다. 그러므로 동방의 사람은 모두 피부가 검고 살결이 거칠어 외상이나 종기에 걸리기 쉽다….

　　서방 지역은 金玉의 땅으로서 사막지대이며 해가 지는 곳이다. 이곳 사람은 수질·지질이 견고한 내륙에 살고 있으므로 바람에 바래게 된다. 이곳에 사는 사람은 거친 털옷을 입고 침상을 사용하며 육식처럼 영양분이 높은 음식물을 먹고 비만해 있다. 그러므로 邪氣가 체표를 손상하기 어렵고 병은 체내에서 발생한다.

　　북방 지역은 어둡고 햇빛이 적은 습한 곳이다. 그곳은 고원, 산악지대로서 사람들은 내륙에 살고 있으며 바람과 얼음에 시달리면서 산다. 유목민인 그들은 유제품을 항상적으로 먹으며 그로 인하여 체내가 차가와져서 腹滿 등의 병이 발생하기 쉽다….

　　남방 지역은 일광이 항상 내리쬔다. 만물이 성장·번성하는 곳이며 저지대로서 수질·지질은 부드럽고 서리와 이슬이 내려 물기가 많다. 그곳의 사람들은 술을 즐겨 먹고 발효시킨 음식물을 항상적으로 먹고 있다. 그러므로 그들은 모두가 피부의 조직이 세밀하고 색은 붉다. 경련성의 질환에 걸리기 쉽다….

　　중앙 지역은 평원지대로서 습기가 충분하여 만물이 풍부하게 성장한다. 그곳의 사람은 잡식하며 과도한 활

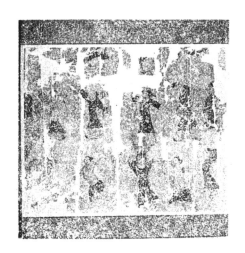

그림 8　馬王堆帛畵「導引圖」

동을 하지 않는다. 그로 인하여 손발이 둔하고 느리며, 발열성의 질환에 걸리기 쉽다….

　이것은 당시 중국의 동·서·남·북·중앙지역의 사람이 살고 있는　지역은 각각 지리적 환경과 천후기후, 음식물이나 기호품이 다르며 체질도 다르기 때문에 걸리기 쉬운 질환도 같지 않다는 것을 설명한 것이다.

『呂氏春秋』盡數篇의 글

　이 異法方宜論篇과 동시대의 저작인『呂氏春秋』盡數篇에서도　다음과 같은 글을 볼 수 있다.

　　輕水 지대[수질이 輕한 지역][33]에는 대머리나 혹부리 [목구멍의 질환]가 많고, 重水 지대[수질이 重한 지역]에는 밝곱길종[발의 종양]이나 앉은뱅이가 많으며, 甘水 지역에는 미인이　많고, 辛水 지대에는 疽座[종창]의 사람이 많으며, 苦水 지대에는　새가슴이나　곱사 [傴]가 많다.

　이와 같이 당시는 걸리기 쉬운 질환과 지역의 관계가 깊이 인식되고 있었다. 그러므로『呂氏春秋』에「경수 지

대에는 대머리와 혹부리가 많다」라고 한 것은 분명히 갑 甲狀腺腫과 음료수의 관계
상선종(혹)과 음료수의 관계가 이미 발견되어 있었다는
것을 말하고 있는 것이다.『呂氏春秋』는 기원전 3세기
중엽에 저술되었다. 유럽 의학사에서 음료수와 갑상선종
의 관계가 처음으로 인식되기 시작한 것은 13세기의 란
프란치(Lanfranchi)부터이다.[34]

(5) 질병의 잠복기에 대한 인식
『素問』生氣通天論篇에서는 다음과 같이 말한다. 사계절과 질병

> 봄에 風邪에 상하여 邪氣가 체내에 머무르면 洞泄을
> 앓는다. 여름에 暑氣에 상하면 가을이 되어 학질을 앓
> 는다. 가을에 濕氣에 상하면 체내의 기가 상승하여 천
> 식이 발생하고 痿 厥病에 걸린다. 겨울에 寒氣에 상하
> 면 봄이 되어 반드시 溫病을 앓는다.

또 陰陽應象大論편에는 이렇게 씌어 있다.

> 겨울에 寒氣에 상하면 봄이 되어 반드시 溫病을 앓는
> 다. 봄에 風氣에 상하면 여름이 되어 반드시 殞泄病이
> 생긴다. 여름에 暑氣에 상하면 가을이 되어 학질병이
> 발생한다. 가을에 濕氣에 상하면 겨울이 되어 해소병
> 이 생긴다.

이러한 글로부터 당시에 이미 질병의 잠복기가 인식되
고 있었음을 알 수 있다.

(6) 질병의 예후의 중시
『黃帝內經』에서는 질병의 예후가 매우 중시되고 있다. 예후
『素問 』疏五過論篇에서는 이렇게 말한다.

> 대체로 병을 진단할 때는 반드시 병의 시작과 끝을
> 알고 余緖를 알지 않으면 안된다.

이 「반드시 시작과 끝을 안다」라는 것은 질병의 경과 전체를 이해하지 않으면 안된다는 것, 「余緒를 안다」는 것은 질병 이후의 결과를 알지 않으면 안된다는 것을 말한다. 이것은 질병의 예후에 관한 중요한 문제이다. 『黄帝内經』에서는 의사의 주요한 책무는 병자의 생사를 판단하는 일이라고 생각되었다. 다음의 글에서 그에 대한 것을 알 수 있다.

생사의 판단

○여러가지의 진찰 결과를 종합하여 생사를 구별한다. (『素問』脈要精微論篇)

○듣는 바에 의하면 虛實에 의하여 생사를 결정한다. (『素問』玉機眞藏論篇)

○사람에게는 三部가 있으며 部에는 九候가 있다. 이것에 의하여 생사를 결단하며 百病에 대처한다. (同上)

○인간의 생명은 신체와 정기에 의하여 보전되는 것이므로 이것을 명백하게 구별한 뒤에 병자에 대하여 그 생사를 결정한다. (『靈樞』壽夭剛柔篇)

○눈의 五色을 구별하는 것에 의하여 오장의 상태를 알 수 있으며 그런 뒤에 생사를 판단한다. (『靈樞』邪客篇)

(7) 水腫과 신장의 관계에 대한 인식

신장질환과 水腫

『黄帝内經』에서는 水腫과 신장의 관계가 인식되고 있으며 신장질환에 대하여 논할 때에는 항상 水腫이 발생하는 것과 연관지어 고찰하고 있다. 예를 들어보자.

○腎風을 앓는 사람은 얼굴이 부어올라서 말하기가 불가능하게 된다. (『素問』評熱病論篇)

○신체가 물이 가득찬 부대처럼 부어 오르는 병…이 병의 원인은 신장에 있다. 이를 가리켜 腎風이라 한다. (『素問』奇病論篇)

○黄帝가 물었다. 「콩팥은 어찌하여 물이 잘 고여 水腫을 일으키는가?」岐伯이 답하여 말했다. 「신장은 위의 관문입니다. 그 관문이 닫혀 기능이 정지하기 때

문에 체내의 수분이 넘치고, 모인 물이 上下의 피부 내에 차버리기 때문에 腑腫[浮腫]을 일으키는 것입니다. 腑腫이란 이와 같이 물이 넘쳐흘러 일으키는 병을 말하는 것입니다」. (『素問』水熱穴論篇)

이와 같이 어떤 종류의 水腫은 신장질환에 수반되어 발생한다는 것이 당시에 이미 인식되고 있었다. 이러한 기록들은『黃帝內經』속에서는 기원전의 것으로서 기원전 1세기를 넘지 않는다. 유럽의 의학사에 있어서 水腫과 腎臟의 관계가 최초로 발견된 것은 1세기말 로마의 루푸스(Rufus)에 의해서이다.

기원전 1세기 이전에 알려져 있었다.

제 6 절 진단학상의 성과

맥박을 짚어서 진찰하는 방법은 이미 扁鵲의 시대(기원전 5세기 전반)에 발명되어 있었다. 『黃帝內經』에는 이에 대한 기록이 아주 많지만, 그 중에서도『素問』의 脈要精微論과 平人氣象論의 두 편이 가장 중요하다. 脈要精微論篇에서는 脈狀에 長短・大小・堅軟・疾徐・虛實・浮沈・滑澁 등 여러가지 종류가 있다고 설명되어 있는데, 이들은 모두 손가락으로 식별할 수 있는 것으로서 전혀 신비로운 이야기가 아니다.

맥진

여러 가지 맥의 종류

당시에 맥박을 짚어서 진찰하는 방법이 발명되어 있었다고는 하나 이것이 질병을 진단하는 유일한 방법으로 사용되고 있었던 것은 아니다.『史記』扁鵲傳에서는 扁鵲을 「특히 진맥에 뛰어난 사람으로 이름높았다」라고 말하며,『素問』徵四先論篇에 「단지 寸口의 맥을 진단했을 뿐인데 어떻게 어떤 병인지 알 수 있겠는가」라고 씌어 있는 것을 보아도 당시의 진단이 맥박을 짚어서 진찰하는 방법이 전부는 아니었다는 것을 알 수 있다.

맥진이 모든 것은 아니다.

平人氣象論篇에는 또한 건강한 사람의 호흡을 기준으로 맥박의 속도를 측정하는 방법이 제시되어 있다.

호흡에 의한 맥박의 측정

사람은 한번 내쉴 때마다 맥이 두번 박동하고 한번 들

이쉴 때마다 두번 박동한다. 定息 때에는 맥박이 다섯 번으로 되며 閏은 太息에 의하여 조정한다 [閏以太息]. 이와 같은 상태의 사람을 「平人」이라 한다. 병이 없는 이 평인을 기준으로 하여 병자을 치료해야 한다. 의사는 병자가 아니므로 환자를 대할 때 자신의 호흡을 기준으로 하여 치료에 임하는 것이 옳은 방법이다.

「閏以太息」의 해석 이 글 가운데 가장 난해한 것은 「閏以太息」이라고 하는 문구인데 역대 주석가 중에서는 長介賓의 해석이 가장 타당성을 인정받고 있다. 그는 다음과 같이 해석했다.

> 체외에 공기를 내보내는 것을 「呼」, 들이마시는 것을 「吸」이라 부른다. 한 번 들이쉬고 한 번 내쉬는 것을 「一息」이라 부른다. 한 번 들이쉬는 동안 맥이 두 번 박동하고 한 번 내쉬는 동안에도 역시 두 번 박동한다. 一息이 끝나고 息을 바꿀 때의 동작을 「呼吸의 定息」이라 하며 이 때에도 맥이 한번 박동한다. 한 번 들이쉬고 한 번 내쉬는 동안에 맥이 다섯 번 박동하는 것은 그러한 이유 때문이다. 평상적인 호흡을 할 때 간혹 一息이 약간 길어질 때가 있으며 이 一息을 閏年·閏月과 같은 것으로 보고 「閏은 太息에 의하여 조정한다[閏以太息]」라고 말했던 것이다. 즉, 이 우연한 一息 동안에 맥은 다섯 번 이상 박동한다.[3]

이와 같은 맥은 건강인의 맥의 상태이다. 호흡 시간을 척도로 하여 병자의 맥박의 빠르고 느림을 측정하기 위해서는 측정하는 사람의 호흡이 건강상태이지 않으면 안된다. 의사는 건강하므로 의사의 호흡 시간을 척도로 사용했던 것이다. 이러한 방법은 오늘날에 보아도 전혀 해괴한 말이 아니다. 정확한 시간의 척도가 없었던 당시에 있어서 건강인의 호흡과 병자의 맥박이라고 하는 전혀 관련도 없는 두개의 현상을 연결시켜 맥박의 빠르고 느림을 측정하는 기준으로 삼은 것은 위대한 발명이라고 말하지 않을 수 없다.

78

㊹張介賓, 『類經』卷5 · 脈色類3 참조.

『史記』扁鵲傳에서는 「이 세상에서 맥에 대하여 말한 것은 扁鵲에서부터 시작된다」라고 말하고 있으며, 倉公傳은 倉公이 스승 陽慶으로부터 받은 醫書 중에는 『黃帝扁鵲之脈書』라고 하는 이름의 脈書가 있었다는 것을 전하고 있다. 扁鵲과 맥진 사이에 이와 같은 밀접한 관계가 있는 것은 결코 우연이 아니다. 맥박을 짚어서 진찰하는 방법과 건강인의 호흡에 의하여 맥박의 속도를 측정하는 것을 발명한 것은 扁鵲의 가장 위대한 업적이었다.

扁鵲과 맥진

유럽의 의학사에서 최초로 맥박을 발견한 사람은 기원전 4세기 중엽 그리스의 프락사고라스(Praxagoras)이다. 또 처음으로 물시계(우리나라의 "銅壺滴漏"[35]의 원칙과 같은 것)를 써서 맥박의 속도를 측정한 사람은 기원전 4세기말 그리스의 헤로필루스(Herophilus)였다. 호흡에 의하여 맥박의 속도를 측정하는 것은 물시계를 이용하는 방법보다 훨씬 편리하며 현대에도 시계가 없는 변방에서는 지금도 이 방법이 활용되고 있다.

유럽의 경우

그리고 『黃帝內經』에서는 切脈 이외의 진단으로서 望診과 聽診이 중시되고 있다. 『素問』 陰陽論篇에서는 이렇게 말하고 있다.

맥진 이외의 진단

> 진단에 뛰어난 자는 안색을 관찰하고 맥을 짚어보고 먼저 음양의 강약을 분별하고 피부의 맑고 탁함을 소상하게 조사하여 아픈 부분을 알아낸다. 또 호흡의 양상을 보고 음색을 듣고 고통스러운 곳을 안다. 기준이 되는 四時의 맥상과 대조하여 병의 중심을 알며 한 치의 맥을 눌러보고 浮沈滑濇을 진단하여 병의 뿌리를 아는 것이다. 이와 같이 정확한 진단을 행한 후에 치료하면 과오에 빠지지 않는다.

望診

또 五藏生成篇에는,

맥진과 망진의 결과가 잘 부합되면 만전을 기한 것이
다.

라고 말한다. 이들 책과 동시대의 저작인 『周禮』의 天官冢
宰疾醫의 條에도,

五氣·五聲·五色에 의하여 환자의 생사를 진단한다.

라고 씌어 있다.

망진에 의하여 생사를 결정하는 것에 대해서는 『素問』
五藏生成篇에 다음과 같은 구체적인 서술이 있으며, 그
것들은 오늘날에도 여전히 활용되고 있다.

안색이 草茲[풀방석]와 같이 푸른 자는 죽는다. 枳實과
같이 노란 자는 죽는다. 炲[검댕]와 같이 흑색인 자는
죽는다. 衃血[썩은 피]과 같이 적색인 자는 죽는다.
肉脫된 사람의 뼈와 같이 백색인 자는 죽는다. 이들은
죽음의 증상을 나타내는 안색이다. 반대로 안색이 비
취와 같이 청색인 자는 살아난다. 닭의 벼슬과 같이 적
색인 자는 살아난다. 蟹復과 같이 황색인 자는 살아난
다. 豕膏[돼지의 비계]과 같이 백색인 자는 살아난다.
새의 깃털과 같이 흑색인 자는 살아난다. 이들은 모두
살아나는 증상을 나타내는 안색이다.

脈要精微論篇에서도 다음과 같이 말한다.

대체로 눈동자와 안색은 인체의 정기가 나타나 있는 곳
이다. 적색이라도 흰비단으로 붉은 색을 덮은 것 같은
색은 좋고 赭[赤土]와 같은 색은 좋지 않다. 백색이라
도 거위의 깃털과 같은 색은 좋고 소금과 같은 색은 좋
지 않다. 청색이라도 푸른 옥과 같은 색은 좋고 남색과
같은 청색은 좋지 않다. 황색이라도 비단에 雄黃을 싼
것과 같은 색은 좋고 황토와 같은 색은 좋지 않다. 흑색
이라도 옻을 여러 번 칠한 것과 같은 색은 좋고 地蒼

[黑土]과 같은 색은 좋지 않다.

『史記』倉公傳이 전하는 倉公의 기록 중에는 그가 齊
의 승상이 부리고 있던 노복의 병을 진단한 기록이 있
다. 거기서 倉公은「노복의 病因을 알 수 있었던 것은, …
멀리서 안색을 보았을 때 탁한 황색을 하고 있었고, 가까
이서 진찰을 하니 청백색을 띤 초록색을 띠고 있었다」라
고 말하고 있는데 이것도 망진이 임상에 응용되고 있었
다는 것을 가리키는 예이다.

倉公傳의
망진의 글

제7절 감 별 진 단

『黃帝內經』에서 특히 주의깊게 다루어져 있는 것이 감
별진단이다.『素問』示從容論篇에서는

「比類」

(雷公) 다른 것을 구별하고 比類, 즉 닮은 것을 비교하
는 것을 [나는] 아직 충분히 통달하고 있지 못하다.

라고 말하고 있으며, 疏五過論篇에서는,

맥진에 탁월한 자는 반드시 比類와 奇恒에 의거하여 용
태에 따라서 맥의 상태를 안다.

라고 말한다. 또 徵四先論篇에서는

比類할 줄 모르고 함부로 진단만 하여서는 병상을 확실
히 알 수가 없다

라고 말한다. 여기서 말하는「比類」란 유사한 상태를 포
착하여 비교하는 감별진단을 말하는 것이다.
　『靈樞』水脹篇에는「水」,「膚脹」,「鼓脹」,「腸覃」,「石
痕」라고 하는 5종의 유사한, 복부가 부풀어 오르는 질환
을 감별진단하는 방법이 구체적으로 서술되어 있다. 여
기서 말하는「水」의 특징이란 다음과 같다.

腹部腫脹의
감별진단

「水」

水[水脹]가 발생하기 시작할 때는 먼저 눈의 상부가 약간 부어 올라 마치 잠자리에서 막 일어난 사람의 얼굴과 같이 된다. 또한 頸動脈의 박동이 강해지고 가끔씩 기침을 하며 허벅다리가 냉해지면서 종아리가 붓고 배가 불러지는 것은 水腫이 이미 시작된 증거이다. 손으로 그 배를 눌렀다가 떼면 물을 가득 채운 부대를 누를 때와 같이 곧 원래대로 되돌아 온다. 이것이 水腫의 특징이다.

이 묘사에서 특히 「頸動脈의 박동이 강해지고」라고 한 것은 충혈성 심장쇠약의 증후이다. 이로부터 「水」란 질환은 심장성 水腫으로 추정할 수 있다.

「膚脹」

「膚脹」의 특징에 대해서는 다음과 같이 말하고 있다.

膚脹이란 한기가 피부 사이에 스며들어 큰 북과 같이 속이 비어 견고하지 않다. 배는 크게 팽창해 있고 전신이 빈틈없이 부풀어 있으며 피부는 두꺼워진다. 그 배를 누르면 손의 흔적이 그대로 남아 원래대로 되돌아 오지 않으며 눌렀던 부분의 배의 색깔도 변하지 않는다. 이것이 膚脹의 특징이다.

이것으로 미루어 「膚脹」이란 질환은 피부의 浮腫이라고 추정할 수 있다.

「鼓脹」

「鼓脹」에 대해서는

배가 부어오르고 전신이 심하게 부푸는(원문은 「身皆大」로 되어 있지만 『千金方』卷21의 水種 第4와 『外台秘要方』卷20의 水種方 第13에 근거하여 「身腫大」로 교정했다) 것은 膚脹과 같다. 그러나 피부의 색은 청황색이며 배의 근육이 팽팽한 것이 鼓脹의 특징이다.

라고 씌어 있다. 「피부색이 청황색」(黃疸)이며 「배의 근육이 팽팽하다」(복부 피하정맥이 부풀어 오름)라는 글

로부터「鼓脹」이라는 질환은 門静脈의 울혈에 의하여 발
생한 腹水라 추정할 수 있다.

「腸覃」

또「腸覃」의 특징에 대하여 다음과 같이 말한다.

이 병은 寒氣가 밖에 체류하여 衛氣와 어우러져 衛氣
의 순환을 방해하는 데서 발생한다. 즉, 血氣가 체내에
서 막혀서 惡氣가 발생하고 瘜肉(살덩어리)이 생성되
게 된다. 이 살덩어리는 처음에는 계란과 같이 작지만
차츰 커져서 마침내 임신한 것과 같이 된다. 수년간
이와 같은 상태가 계속된 병자도 있다. 이 덩어리를 위
에서 누르면 딱딱하고 옆에서 누르면 이동한다. 월경에
는 이상이 없다. 이것이 腸覃의 특징이다.

이 중에서 특히「덩어리는 딱딱하여 옆에서 누르면 이
동하고, 월경에는 이상이 없다」라는 구절을 통해,「腸覃」
이라는 질환이 난소낭종이라는 것을 추정할 수 있다.

또한「石瘕」에 대해서는 이렇게 말하고 있다.

「石瘕」

石瘕는 子宮 속에 생긴다. 寒氣가 자궁에 체류하면
자궁의 입구가 막히기 때문에 血氣가 막힌다. 그렇게
되면 惡氣가 밖으로 나갈 수 없게 되어 오래된 피가 자
궁에 적체하여 날이 갈수록 커져서 임신한 것 같이 되
며 월경이상이 된다.

여기서 특히「날이 갈수록 커져서 임신한 것 같이 되
며 월경이상(월경불순)」이라고 한 것으로부터 이「石瘕」
는 자궁근종으로 추정할 수 있다.

다음으로「風水」라는 병을 살펴보자.『素問』評熱病論
篇에는 다음과 같이 서술되어 있다.

「風水」의
감별 진단

증상은 반드시 호흡이 약해지고 때로는 발열한다. 발
열하면 가슴이나 등에서 머리에 이르기까지 땀이 나며
손이 뜨겁게 된다. 입 안은 말라서 쓰며 물을 마시고 싶
어 한다. 소변은 누렇게 되고 눈 아래는 부어오르고 배

가 우르릉거리며 울리고 몸이 무겁고 (水腫을) 다른 곳
으로 옮기기가 어렵다. 월경은 나오지 않는다. 가슴이
답답하여 음식물을 섭취하기가 어렵고 똑바로 누워서
잘 수도 없다. 똑바로 누우면 기침이 나온다. 이와 같
은 증상의 병을 風水라고 한다.

이 서술에 의하면 「風水」란 『靈樞』水腫篇에서 설명하
고 있는 「水」와 같은 심장질환이라 추정할 수 있다. 일반
적으로 심장의 힘이 약해지고 특히 좌심실의 기능이 불
완전한 병자는 누워 잠을 잘 수가 없다. 때문에 앉는 자
세를 취하려고 하며 그렇게 하면 불쾌감이 줄어든다. 어
떤 병자는 장기간 이 자세를 유지하며, 또 어떤 병자는
심장성 천식발작을 일으켰을 때 이와 같이 한다. 「똑바
로 누워서 잘 수가 없고 똑바로 누우면 기침이 나온다」
란 곧 이 현상을 말한 것이다.

「瘧」의
감별진단

「瘧」에 대해서는 『素問』瘧論篇에서 다음과 같이 말한
다.

瘧의 발작이 일어날 때에는 먼저 가는 털이 거꾸로
서고 하품을 함과 동시에 발작이 시작되어 덜덜 떨면
서 턱 부딪히는 소리를 내고 요추에 통증이 일어난다.
오한이 끝나면 신체가 뜨거워지고 머리가 터지는듯이
아프고 목이 말라 찬 음식물을 찾게 된다.

또 같은 篇에는 학질이 하루 걸러거나 이틀 걸러 간헐
적으로 일어나는 점으로 구별하는 것도 서술되어 있다.
이러한 글로부터 당시의 학질은 오늘날의 말라리아에 해
당되며 이미 「1일 학질」이나 「3일 학질」 등으로 감별하
고 있었다는 것을 알 수 있다.

예리한 관찰,
정밀한 묘사

당시는 아무런 측정기구가 구비되어 있지 않았을 뿐
아니라 이러한 식의 감별진단도 모두 단순하며 직접적인
관찰에 의하여 행해지고 있었다. 그러나 그 관찰은 예리
하며 묘사는 아주 세밀하다. 2000년 이상이나 지난 우리
들에게까지 그 질병이 어떠한 류의 것인가를 알 수 있게

하는 데에는 경탄하지 않을 수 없다.

제 8 절 예방사상과 그 방법

(1) 예방 사상
『素問』四氣調神大論篇에서는 이렇게 말하고 있다.

> 그 때문에 聖人은 已病을 치료하지 않고 未病을 치료未病을
> 한다. 已亂을 치료하지 않고 未亂을 치료한다라는 것은치료한다.
> 바로 이것이다. 모름지기 병에 걸리고 나서 비로소 약
> 을 투여한다든지 전란이 시작되고 나서 선정을 베푼다
> 든지 하는 것은, 예컨대 갈증을 느낀 뒤에 우물을 파고
> 전쟁이 일어난 후에 병기를 만드는 것과 같은 것으로서
> 소 잃고 외양간 고치는 격이다.

여기에서는 병이 일어나는 시기에 주의를 하지 않으면
안된다는 것을 설명하고 있다. 병이 이미 발생한 후에 치
료하는 것은 마치 갈증이 온 후에 우물을 판다든가 전쟁
이 시작된 뒤에야 병기를 제조하는 것과 같이 늦다는 것
이다.
이와 같은 예방사상은 세계의 의학 문헌 중에서는 가
장 오래된 것이며 현재 및 미래 영겁에 이르기까지 산
교훈이 되는 명언이다.

(2) 예방 방법
『黃帝內經』에서 설명하고 있는 예방의 방법은 모두 개개인위생과
인위생의 방법으로서 도가사상과 밀접한 관계가 있다.도가사상
『素問』上古天眞論篇에서는 이렇게 말하고 있다.

> 옛날에 도를 통한 자는 음양의 법칙에 따르며 술수에
> 능하고 음식물에 절도가 있고 기거에도 일정함을 갖고
> 있었다. 함부로 욕망에 젖는 일이 없고 과로하는 일도
> 없다(원문은 「不妄作勞」라고 되어 있지만 胡澍 · 劉師
> 培에 따라서, 그리고 〈新校正〉이 인용한 〈全元起注本〉

에 기초하여 교정했다). 따라서 形과 神은 같이 구비되며 각기 天年을 다하여 百歲까지 살 수 있었다.

천수를
다한다.
먼 옛날의, 위생에 대한 도리를 분별했던 사람들은 사계절의 기후 변화에 적응하고 음식에 일정한 한도가 있으며 일어나고 잠자고 노동하는 데에 일정한 규제·제한을 두고 있었기 때문에 그들은 육체와 정신의 균형을 유지하고 천수를 다하여 모두 백살까지 살 수 있었다고 한다. 개인위생의 일반적 원칙이란 바로 이런 것이다.

『黃帝內經』에서는 음식 문제에 주의를 기울이며 특히
과식·과음
과식·과음을 좋지 않은 것으로 간주했다.

○포식하면 근맥이 이완되고 설사를 하거나 치질이 되거나 한다. 과음하면 氣가 균형을 잃고 만다. (『素問』生氣通天論篇)

○음식의 양이 배가되면 위장이 손상된다. (『素問』痺論篇)

『呂氏春秋』의
동일한 설
이들과 동시대의 저작인 『呂氏春秋』에도 같은 설이 있다. 盡數篇에서는 이렇게 말하고 있다.

대체로 음식물에는 강하게 자극하는 맛이 없기 때문에 자극성이 강한 음식이나 독한 술을 섭취하게 된다. 그러한 것을 먹고 마시는 것을 疾首[질병의 시초]라고 한다. 정확하게 시간에 맞추어 식사를 하면 신체에 재액이 미칠 리가 없다. 모름지기 식사의 도리란 굶지 않고 과식하지 않는 것이다. 이것을 「五臟의 葆(寶)」라고 한다.

색욕의 절제
또 『黃帝內經』에서는 색욕의 절제에도 주의를 기울이고 있다.

○취한 채로 침실에 들어가면 정력을 발산하려고 하고 스스로 眞氣를 소모하여 그것을 보지해야 하는 것을 망각

한다. 마음을 자제함이 없이 함부로 행동하며 쾌락을
얻는 것에 만족하고 열중하여 인생의 진실한 즐거움에
역행하고 기거에 절도를 갖지 못한다. 때문에 50세에
노화하고 마는 것이다. (『素問』上古天眞論篇)
○색을 지나치게 탐하면 腎氣가 상하여 허리를 쓰지 못하
게 된다. 무엇보다도 방사에 있어서 중요한 것은 양기
를 보전하고 발산하지 않는 것이다. (『素問』生氣通天
論篇)

『黃帝內經』에서는 또한 고도의 정신활동에 대해서도   정신의 균형
주의를 기울이고 있다. 『靈樞』本神篇에서는 근심·우
수·비애·즐거움·노여움·공포 등 각각의 정신상태가
인체에 해가 된다는 것에 대해 상세하게 기술하고 있다.
이상을 요약하면 예방의 방법이란 本神篇에서 말하는 바   예방의
로 다음과 같은 것이다.   방법이란

　고로 지혜로운 자의 양생이란 반드시 四時에 따라 寒
暑의 변화에 적응하여 감정의 변화를 안정케 하며 거
처를 편안케 하며 방사에 절도를 지켜서 균형을 보존하
는 것이다. 이와 같은 것을 실천하고 있으면 病邪가 침
입하는 일이 없고 장생할 수 있다.

제 9 절 치료의 원칙과 방법

(1) 상반적인 치료원칙
『黃帝內經』에 기록되어 있는 치료방법에는 많은 종류   여러 가지
가 있다. 『素問』異法方宜論篇에는 砭石·毒藥·灸焫·   치료법
九針·導引·按蹻가 있고, 같은 책의 血氣形志篇에는 灸
刺·針石·熨引·甘藥·按摩·醪藥의 이름이 기재되어
있다. 『靈樞』病傳篇에는 導引行氣·喬摩·灸熨·刺焫·
飮藥이, 같은 책 九針論에는 灸刺·熨引·針石· 甘藥·
按摩·醪藥의 이름이 보인다. 이러한 많은 방법 중에서
주도적인 위치를 차지하고 있는 것은 刺針療法이다.

補瀉刺針의
원칙

　　刺針의 치료원칙은 바로 實은 瀉하고 虛는 補하며, 넘
치는 것을 瀉하고 부족한 것을 補하는 것이다. 이 원칙은
『素問』의 三部九候論·血氣形志·寶明全形論·瘧論·厥
論·骨空論·調經論 등의 각 편이나『靈樞』의 九針十二
原·根結·邪客 등의 각 편 등 도처에서 발견된다. 刺針
療法에 있어서 補瀉란 일종의 손기술에 지나지 않는 것
으로서 결코 참된 補瀉는 아니다. 그러나 補瀉란 말은 상
반적인 견해에 기초하여 행하는 치료라는 정신을 뜻하
고 있다.

刺針
이외에도
활용되는
상반적인
치료방법

　　이 상반적인 치료원칙은 刺針 이외의 요법에서도 활용
되고 있다.『素問』刺熱篇에서는 이렇게 말하고 있다.

　　모든 열병을 치료하기 위해서는 먼저 환자에게 차가
운 물을 마시게 한 다음에 침을 놓는다. 환자로 하여
금 반드시 얇은 옷을 입게 하여 서늘한 방에 있게 하면
신체가 차가워져서 열이 내려간다.

倉公의 경우

　　倉公이 前漢 초에 사용했던 것이 이 방법이었다.『史記』
倉公傳에서는 이렇게 말하고 있다.

　　菑川의 왕이 앓고 있을 때 나[倉公]를 불러 脈診을
시켰다. 나는 말하기를 「이것은 蹶上의 병으로 아주
심합니다. 머리가 아프고 몸에 열이 있으며 병자는 가
슴이 답답하며 번민하게 됩니다」라고. 하여 나는 곧 차
가운 물로 왕의 머리를 식혔다.

냉습포의
원칙

　　이것은 현대의학에서 고열을 치료할 때에 행하는 냉습포
의 원칙과 완전히 일치하며 상반적인 치료의 기본이다.
『世說新語』惑溺篇에 「荀奉倩은 처와의 사이가 매우 좋
았다. 겨울에 처가 열병에 걸리면 마당에 나가 자신의 신
체를 차갑게 만든 후 돌아와 처의 몸에 대주었다」라고
씌어 있는데, 이것은 한편으로는 부부의 애정이 좋았다
는 것을 가리키는 것이고 다른 한편으로는 의학의 원리
에 합치되는 것이기도 하다.

『素問』至眞要大論篇이 저작된 시기는 비교적 늦지만 거기에는 위에서 설명한 원칙이 거듭 발휘되고 있다.

至眞要大論篇에 나타나 있는 원칙

○높은 것은 억제하고 낮은 것은 끌어올린다. 남는 것은 버리고 부족한 것은 보충한다.
○찬 것은 열이 나게 하고 열이 나는 것은 차게한다.
○건조한 것은 적시고 급한 것은 완화시킨다.
○醫經에 「찬 것을 치료하기 위해서는 열을 이용하고 더운 것을 치료하기 위해서는 찬 것을 이용한다」라고 씌어 있다. 세상의 方士[의사]들은 이 원칙을 버리고 도를 달리 할 수가 없다.

이 상반적인 치료원칙은 이후의 의학발전에 결정적인 영향을 미쳤다. 金元四大家의 瀉火·補脾·滋陰 등은 모두 이 원칙이 발전된 데서 나온 것이다.

(2) 조기치료의 중시

『黃帝內經』에서는 질병의 조기치료가 중시되어 일찍 치료하면 할수록 완치할 수 있는 기회도 증대된다고 생각하고 있다. 『素問』陰陽應象大論篇에서는 이렇게 말하고 있다.

조기치료

치료에 숙달된 자는 먼저 피부의 털을 치료하고, 그 다음에 살갗을 치료하고, 그 다음에는 經脈을 치료하며, 그 다음에는 六府를 치료하고, 그 다음에 오장을 치료한다. 오장을 치료해야 하는 단계의 환자가 살아나는 확률은 반정도이다.

질병이 얕은 부위에 있을 때에 치료한다.

이것은 질병이 인체의 얕은 부위에서 깊은 부위로 침입한다는 당시의 인식에 기초하여 제시된 치료원칙이다. 질병이 점차 깊이 인체에 침입해 오면 그만큼 치유가 어려워지며, 만일 오장에까지 침입해버리면 완치의 가능성은 반밖에 아니된다. 당시의 인식에는 구체적이고 객관적인 사실이 반영되어 있는 것은 아니지만 조기치료의

중요성이 주장되고 있다는 점은 알 수 있다. 그릇됨이
없는 이 조기치료라고 하는 치료원칙은 현대의 치료에
있어서도 활용되고 있다.

(3) 자연치유력의 중시

『素問』의 湯液醪醴論篇에는 「병을 본으로 하며 工을
標로 한다」는 구절이 있는데 이에 대하여 馬蒔[36]가 「병
자를 本으로 하고 醫工을 標로 한다」라고 해석한 것은
정확하다. 즉, 여기에서는 병을 치료할 때의 주역은 병자
자신이며 의사는 다만 그 보조적 역할을 다하는 것에
지나지 않는다는 것을 설명하고 있는 것이다. 또 이것은

병자 자신에게 자연치유력이 갖추어져 있다는 것을 설
명한 것이기도 하다. 扁鵲이,

> 越人[나]은 죽은 사람을 회생시킬 수는 없다. 스스로
> 회생할 수 있는 능력을 가진 병자에 대하여 내가 그
> 힘을 야기시켜줄 뿐이다.[5]

라고 말한 것은 그러한 의미에서이다.
『靈樞』의 玉版篇에도 다음과 같이 씌어 있다.

> 살아 있는 사람을 죽일 수는 있어도 죽은 사람을 회
> 생시키지는 못한다.

여기서 말하는 「죽은 사람」이란 치유불가능한 병자를
가리키는 것이다. 의사에게는 일반적으로 치료불가능한
병자를 기사회생시킬 방법이 없다. 이것들은 모두 자연
치유력을 중시하고 있다.

『靈樞』逆順篇에는 刺針療法에 있어서의 하나의 중요
한 원칙, 즉 질병의 진행과정에 따라 치료를 실시해야
한다는 점이 설명되어 있다.

> 邪氣의 세가 왕성한 상태일 때는 刺針하여 正氣를
> 손상시켜서는 안된다. 邪氣의 세가 쇠약한 상태일 때

刺針하면 큰 치료효과를 얻을 수 있다.

또한 師傳篇에도,

　　[병의 상태에]거슬러서는 잘 치유할 수가 없다.

라고 씌어 있다. 이러한 말 속에는 치료 과정에서 자연치
유력을 중시하는 자세가 보인다.
　　『靈樞』邪氣藏府病形篇에서는 다음과 같이 말하고 있
다.

의사의 지위

　　上工은 열에 아홉을 고치고 …中工은 열에 일곱을
　　고친다.…下工은 열에 여섯을 고친다. (『難經』13難에
　　서는 이 글을 인용하면서 「中工十全七」이라는 구절을
　　「十全八」이라고 잘못 옮겨놓고 있다.)

　　여기에서는 열 명의 병자 중에서 아홉 명을 완치시킬
수 있는 의사를 上等, 열 명 중에 여덟 명을 고칠 수 있
는 자를 中等, 일곱 명을 고칠 수 있는 자를 下等이라 하
여 의사의 지위를 나누고 있다. 『周禮』의 天官冢宰疾醫
의 條에도,

『周禮』의 글

　　1년이 지나면 그 사이의 의료성적을 조사하여 급료
　　를 정한다. 十全한 자를 上으로 하고 十에서 一을 잃
　　은 자는 그 다음으로, 十에서 二를 잃은 자는 그 다음
　　으로, 十에서 三을 잃은 자는 그 다음으로, 十에서 四
　　를 잃은 자는 下로 하였다.

라고 씌어 있다. 「十에서 四를 잃는다」는 것은 열 명의
병자 중에 네 명이 치유되지 않았다는 것을 말하며, 이
것은 바로 앞의 邪氣藏府病形篇에서 말한 「十에서 六을
고친다」고 한 것에 해당된다.
　　그러면 「十에서 四를 잃은 자를 下라고 한다」라는 것
은 왜일까. 鄭玄[37]의 注에는 다음과 같이 해석되어 있다.

四를 잃은 자를 下等이라 하는 것은, 열 명의 환자가 있으면 절반인 다섯 명은 치유하지 않아도 스스로 낫게 되어 있기 때문이다.

孫詒讓[38]의 『周禮正義』에서는,

열 명 중에 다섯 명을 치유할 수 없었던 의사를 똑같이 「下醫」라고 할 수는 없다. 그 사람의 치료기술은 변변치 못하며 재능도 없다. 다섯 명을 치유하였다고는 하나 만일 치료를 하지 않았다고 해도 스스로 환자는 치유되었을 것이다. 치료의 효과가 있었다고 할 수 없다. 그러므로 그와 같이 서투른 의사는 헤아릴 필요조차 없다.

孫詒讓의
해석

라고 씌어 있다. 즉, 의사가 병을 치료함에 있어서 열 명 중 네 명을 치유할 수 없는가, 요컨대 열 명 중 여섯 명을 치료할 수 있는가(60%)가 최저의 치유율이 되는 것이다. 만일 숫자가 이것보다 떨어지면 병자는 자연히 낫고 말기 때문에 의사의 힘에 의한 것이 아니다. 여기서도 역시 병자의 자연치유력이 중시되고 있다.

㉟ 『史記』扁鵲傳 참조.

(4) 병자의 환경과 체질의 중시

『素問』 疏五過論篇 第1過·第2過·第4過와 徴四失論篇 第3失·第4失에는 치료에 임하여 병자의 환경을 중시하지 않으면 안된다는 점이 설명되어 있다.[39]

또한 『黃帝內經』에서는 특히 병자의 체질 차이에 주의를 기울이고 있다. 각자의 체질이 같지 않기 때문에 걸리기 쉬운 질병도 달라지는 것이다. 이와 같은 것을 「신체에 따라 병이 발생한다」[36]라고 말하고 있다. 체질이 같지 않기 때문에 병의 치료방법도 달라진다.[37] 따라서 사람의 체질을 각종 유형으로 분류해 보면 각각의 유형의

병자의
환경을
중시한다.

병자의
체질에
주의를
기울인다.

사람이 걸리기 쉬운 질병이 있는데, 5종류의 유형[56]이나
25종류의 유형[59]으로 구별되어 있다.

⑤⑥ 『靈樞』 五變篇 참조.
⑤⑦ 『靈樞』 逆順肥瘦篇 참조.
⑤⑧ 『靈樞』 通天篇 참조.
⑤⑨ 『靈樞』 陰陽二十五人篇 참조.

(5) 식이요법

『黃帝內經』에는 식이요법이라는 말은 없으나 음식물의 건강의 유지와 질병의 치료에 대한, 작용에 대해서는 주의를 기울이고 있다. 『素問』 藏氣法時論篇에서는 다음과 같이 말하고 있다.

음식물과
건강

> 독약[약물]은 邪를 공격하고 五穀은 신체를 양육하고 五果[과일]는 영양을 도우며 五畜[고기]은 영양을 높이고 五菜[야채]는 영양을 보충한다. 이들 氣味를 조화롭게 섭취함으로써 정기를 補益하지 않으면 안된다.

이와 동시대의 저작인 『周禮』의 天官冢宰疾醫의 條에도

『周禮』의 글

> 五味와 五穀과 五藥에 의하여, 병에 걸린 신체를 보양한다.

라고 씌어 있다. 이들은 모두 식이요법을 기술한 것이다.
『黃帝內經』에 있어서의 식이요법은 五味를 주축으로 한 형식으로 전개되어 있다. 『素問』에서는 生氣通天論 · 金匱眞言論 · 陰陽應象大論 · 藏氣法時論 · 宣明五氣 등의 각 편에 五味가 언급되어 있고, 『靈樞』에서는 五味 · 五味論 · 五音五味 등의 각 편에 五味에 대하여 설명되어 있다. 모두 내용의 구체성이 결여되어 있고 다분히 관념론적인 요소도 있지만 이들이 식이요법의 시조였다

五味를
주축으로 한
식이요법

해도 틀리지 않을 것이다.

(6) 완비된 刺針療法

刺針療法

『黃帝內經』에 설명되어 있는 치료법 중에 구체적인 약물요법으로는『素問』에 여섯 군데,『靈樞』에 다섯 군데가 있을 뿐이다. 그에 반해 刺針療法에 관한 것은 도처에서 발견된다. 刺針은 당시의 치료법에서 주도적인 위치를 차지하고 있었다. 거기에는 기재의 준비[60], 孔穴의 분포[61], 刺針의 법칙[62], 補瀉의 기술[63], 刺針의 근본방침[64], 刺針의 금기[65]에서 각종 질환의 刺針療法에 이르기까지 刺針의 모든 것이 설명되어 있다. 刺針療法의 원칙은『皇帝內經』에서 이미 완성되어 2000여년을 경과한 오늘에 이르기까지 이와 같은 영역을 벗어나지 않고 있다.

刺針원칙은
『黃帝內經』
에서
완성되었다.

刺針療法은 우리나라의 독창적인 치료방법으로서 어떤 종류의 질병에 대해서는 확실히 뛰어난 치료효과가 있다. 현재의 刺針療法과 고대의 방법 사이의 차이점에 대해서는 徐大椿이 지은『醫學源流論』[40]의 卷下에 있는 〈針灸失傳論〉에 상세하게 제시되어 있는데 10군데나 되는 많은 곳에서 제시되고 있다. 이 차이점들은 어느것이든 지양되어야만 하며, 또 잊혀져 있는 것은 지금 곧 발굴하지 않으면 안된다. 이와 같은 것은 이후 우리들이 충분히 고려할 필요가 있는 것이라 하겠다.

현재와 고대
刺針의
차이점

[60] 『靈樞』九針十二原・九針의 각 편 참조.
[61] 『素問』氣穴論・氣府論・骨空論・水熱穴論・『靈樞』本輪・背輪의 각 편 참조.
[62] 『靈樞』九針十二原・邪客의 각 편 참조.
[63] 『素問』入正神明論・離合眞邪論,『靈樞』九針十二原・終始・官能의 각 편 참조.
[64] 『素問』刺要論・子齊論의 각 편 참조.
[65] 『素問』診要經終論・刺禁論・四時刺逆從論・『靈樞』終始의 각 편 참조.

제 10 절 의사와 의학생이 구비해야 할 조건

(1) 침구사가 구비해야 할 조건

『素問』寶明全形篇에는 針醫師로서 갖추지 않으면 안 5가지의 조건
되는 다섯 가지 조건이 나열되어 있다.

刺針을 행함에 있어서 天下에 懸布해야 하는 것이
다섯가지가 있다. 하나는 神을 다스려야 하고, 둘은 양
생을 알아야 하고, 셋은 약물을 알아야 하고, 넷은 砭石
의 대소를 制해야 하고, 다섯은 腑臟血氣를 진단할 수
있어야 하는 것이다.

대체로 刺針을 행하는 의사는 첫째 정신을 하나로 모
아 전력을 집중해야 한다는 것, 둘째 위생의 방법을 알아
야 한다는 것, 세째 약물의 사용법을 알아야 한다는 것,
네째 여러가지 刺針用 기구를 다룰 줄 알아야 한다는 것,
다섯째 병리학과 진단학을 알아야 한다는 것 등 다섯가
지가 필요하다고 한다.

첫째의 「정신을 다스린다」라는 것은 『黃帝內經』에서 「정신을 다스린다」
반복해서 강조되고 있는데 거기서 요구하고 있는 것은,

심연에 임하는 것 같이, 손에 호랑이를 잡는 것 같이
정신이 외계의 사물에 쏠려서는 안된다.[⑧]

라고 하는 것이다. 즉, 의사가 치료를 할 때에는 깊은 심
연의 난간에 서있을 때와 같이 주의를 기울이고, 호랑이
를 잡을 때와 같이 수중에 있는 침을 조심스럽게 다루어
주의를 기울이고 정신을 집중하여 어떤 일에도 동요되 정신의 집중
어서는 안된다. 만일 그와 같이 할 수 없다면 돌이킬 수
없는 과실을 범하게 될 것이다.

『素問』徵四失論篇에도 이와 같은 것이 다음과 같이
설명되고 있다.

완벽한 치료를 할 수 없는 자는 정신집중이 전신에

미치지 못하고 의지가 조화되지 않으며 안과 밖의 균형을 보전할 수가 없다. 고로 이 때에 의문이 생겨 진단할 때에 陰陽逆從의 이치를 분별하지 못하게 된다. 이것이 치료에 있어서 제일가는 실책이다.

⑥⑥ 『素問』寶命全形篇 참조.

(2) 의학생이 구비해야 할 조건

적재교육

『黃帝內經』에서는 의학생을 육성할 때에 각자의 성격과 재능이 어느 부문에 적합한가에 주의를 기울여 사람을 선택하고 교육해야 하며 함부로 육성해서는 안된다고 말하고 있다. 『素問』全匱眞言論篇에서는 이렇게 말하고 있다.

「道에
화합한다.」

교육하기에 적합한 사람이 아닌 경우에는 가르쳐서는 안된다. 전수해 줄만한 적합한 사람이 아니면 가르쳐서는 안된다. 이것을 「道에 화합한다」라고 한다.

官能篇의
상세한 글

『靈樞』官能篇에는 좀 더 상세한 해석이 이루어져 있다.

차분하고 침착하며 솜씨가 뛰어나고 신중한 자에게는 침구를 행하게 하여 血氣를 다스리고 모든 逆順을 조화롭게 하며, 음양의 이치를 고찰하여 다시 여러가지 방법을 겸해서 행하게 한다. 관절이나 근육이 유연하고 마음이 조화로운 자에게는 導引이나 호흡법을 행하게 한다. 경솔한 말을 하거나 사람을 경멸하는 자에게는 종기에 침을 뱉어 병을 저주하는 주술적 요법을 행하게 한다. 손에 불가사의한 힘이 있어서 일을 하면 사람을 상하게 하는 자에게는 積이나 痺를 안마시킨다. 각자의 능력에 따른 치료를 시키는 것이 옳으며 그렇게 하지 않으면 효과는 조금도 나타나지 않을 뿐 아니라 스승의 명예까지도 손상하게 된다. 「그에 적합한 사람에게 사리를 말하며 적합하지 않은 사람에게는 전달해

서는 안된다」라고 말하는 것은 이와 같은 이유 때문이
다.

醫를 배우는 자는 열심히 공부해야 하며 결코 수박 겉
핥기의 지식만을 습득해서는 안된다. 함부로 제멋대로의
의료를 시행하면 사람의 생명을 손상시키며 스스로도 어
려움을 만난다. 『素問』徵四失論篇에서 말하는 「第2失」
이란 이러한 것을 말한 것이다.

함부로
제멋대로의
의료를
시행해서는
안 된다.

스승의 가르침을 충분히 터득하지 못한 상태에서 함
부로 砭石을 사용하면 후에 내 몸에 허물을 남긴다. 이
것이 치료에 있어서 제2의 실책이다.

제7장 『黃帝內經』과 히포크라테스 의학의 비교

고대 그리스의 명의 히포크라테스가 생존했던 연대는 대체로 기원전 460~355년이다.[67] 빛나는 업적을 남긴 그는 중세의 의학계에서 "의학의 아버지"로서 숭배되었고 현대의 세계의학사에 있어서도 숭고한 지위를 차지하고 있다. 아주 최근에 출판된 세계의학사에서 히포크라테스가 차지하고 있는 분량을 표시해 놓으면 아래와 같다.

책 이 름	總P數	히포크라테스가 기재되어 있는 P數	비 율
카스티리오니 『世界醫學史』 (영역본) 1947년판	1146P	31 P	2.7 %
마이야 『世界醫學史』 (영어본) 1954년판	1053P	23 P	2.18 %
비드루프 『世界醫學史』 (러시아어본) 1954년판	279 P	10 P	3.58 %

이 세계의학사의 책들에서 히포크라테스가 차지하고 있는 분량보다 더 많은 분량을 차지하는 다른 명의나 중대 사건에 관한 기사는 2000년 이상에 걸쳐 전무하다. 이것에 의하여 히포크라테스가 세계의학사에서 차지하는 비중이 얼마나 높은가를 알 수가 있다.

[67] 영역본, 카스티리오니(Castiglioni)의 『세계의학사』(1947판), p.149에서 인용.

히포크라테스의 수많은 빛나는 업적은 모두 그의 저작을 통하여 후세에 전해지고 있다. 그의 저작은 아누티우스 포에스(Anutius Foes)의 40년에 걸친 연구정리를 거쳐 1595년에 출판되었다. 현존하는 가장 우수한 라틴어 번역본『히포크라테스 문집』이 그것이다. 이 후 에밀 리투레의 22년간에 걸친 정리를 거쳐 1839년에서 61년에 걸쳐 계속 출판된 총10권의『히포크라테스 전집』은 현존하는 가장 완비된 그리스어와 프랑스어 번역본이다.

러시아어 번역본은 모두 세 종류이다. 첫째는 1813년에 M. 무드로프가 역주를 단『히포크라테스 선집』이고, 둘째는 1840년에 C. 보리스키 역주의『히포크라테스 선집』이며, 세째는 1936~44년에 B. 르도네프가 번역하고 B. 카르포바가 주해한 3권으로 된 책,『히포크라테스 전집』이다. 영역본에도 몇가지 좋은 책이 있는데 1849년의 프란시스 아담스(Francis Adams)의 번역본이 가장 이름이 높다. 세 종류의
러시아어
번역

그런데『히포크라테스 문집』이 저작된 시대와 히포크라테스 본인이 생존한 시대는 구별을 요한다. 이 〈문집〉이 한 사람의 손에 의하여 이루어진 것이라 하더라도 어느 특정의 시기에 저작된 것이 아니며, 그 중에는 히포크라테스 자신의 작품과 그 후의 학도나 후대의 의술가의 작품이 포함되어 있다는 것은 역대 사가의 연구에 의하여 이미 인정되고 있다. 여하튼 한 사람의 저작이 아니라 하더라도 이 〈문집〉은 당시의 일반적인 의학상의 견해가 반영되어 있다. 히포크라테스
와 〈문집〉

『히포크라테스 문집』과『黃帝內經』에는 서로 유사한 점이 존재한다. 첫째, 저작된 시대가 그렇게 차이나지 않는다.『黃帝內經』의 주요 부분이 저작된 시대는 히포크라테스의 말년의 생존연대에 해당하며 히포크라테스의 학도나 후대의 저작은『黃帝內經』의 주요 부분이 저작된 시대와 같다. 둘째, 두 책의 성립 사정이 유사하다. 어느 쪽도 한 사람의 손에 의해 어느 특정의 시기에 저작된 것이 아니다. 동양의 의학에 있어서 최초로 가장 완비된 고전과 거의 동시대의 서양의학 최초의 가장 완비된 고전을 양자의 주요한 내용을 통하여 비교해 보는 것은 의의가 있을 것이다. 『히포크라테
스 문집』과
『黃帝內經』의
유사점

히포크라테스의 저작에 관하여 필자는 프란시스·아

담스의 영역본『히포크라테스 선집 』밖에 보지 못했으나 그 속에는 17편의 중요한 저작이 수록되어 있다. 필자는 현재 카스티리오니가 지은『세계의학사』(영역본)와 비드루프저『세계의학사』(중역본)에 서술되어 있는 히포크라테스에 관한 주요 사항과 아담스의 영역본『히포크라테스 선집』을 아울러 검토하여『黃帝內經』과 히포크라테스 의학의 주요한 내용에 대하여 아래와 같이 초보적인 비교를 시도했다.

(1)『黃帝內經』과 히포크라테스 의학에 공통되는 주요 내용

유물적인 견해

A.『黃帝內經』에는 귀신을 믿지 않는다는 유물적 견해가 있는데 히포크라테스의 「神聖病에 대하여」속에서도 같은 견해가 발견된다. 그는 간질이나 다른 질병에는 자연적인 원인이 있으며 귀신과는 관계가 없다고 인식하고 있다.

사람의 유형

B.『黃帝內經』에서는 해부학적 관점에서 출발하여 사람을 5종류나 25종류의 유형으로 분류하고 있는데 히포크라테스의 「사람의 본성에 대하여」에 있어서도 유사한 분류가 보인다. 그는 체액학설에서 사람을 多血質・粘液質・黃胆質・黑胆質의 4가지 유형으로 분류했다.

계절과 질병의 인식

C.『黃帝內經』에서는 계절과 질병의 관계가 중시되고 있는데 히포크라테스의 「염병에 대하여」에도 같은 견해가 있다. 그는 폐염・흉막염・말라리아 ・이질[赤痢] 등이 여름에 유행하는 질환이라는 것을 나타내 보이고 있다.

환경과 병자의 인식

D.『黃帝內經』에서는 환경과 병자의 관계나 지역과 질병의 관계가 중시되고 있다. 히포크라테스의 「공기・물・장소에 대하여」에서도 그것과 유사한 견해가 있다. 그는 의사가 새로운 도시에 갈 때에는 반드시 그 도시의 기후와 토양 , 물, 주민의 생활양식 등을 연구해야 한다는 것을 논하고 있다.

체질과 질병의 중시

E.『黃帝內經』에서는 병자의 체질과 질병과의 관계가 중시되고 있는데 히포크라테스의 「예후에 대하여」에도

같은 견해가 있다. 그는 의사에게 가장 중요한 것은 예
견하는 능력을 기르는 것이라고 인식하고 있다.

　F.『黃帝內經』에는 상반적인 치료원칙이 기술되어 있
는데 히포크라테스의「잠언」제2장 제22절[41] 중에는 같
은 견해가 존재한다. 그는 지나치게 많은 것은 줄이고
부족한 것은 보충하는 것으로서 질병의 상반적인 치료를
해야 한다고 말하고 있다.

상반적인
치료원칙

　G.『黃帝內經』에서는 자연치유력이 중시되고 있다. 히
포크라테스의「염병에 대하여」에도 같은 견해가 있는데,
그는 "자연"이 질병을 치유하는 힘을 가지고 있으며,
"자연"에는 하고자 하는 것을 하려고 하는 힘이 구비되
어 있다고 인식하고 있다. 히포크라테스는 "자연"의 치
유과정을 방해해서는 안된다고 하고 있다. 의사의 책무
는 "자연"과 합작하고 "자연"을 돕는 것인 바, 그것이 바
로 병을 치료하는 것이라고 생각했다.

자연치유력의
중시

　H.『黃帝內經』의 식이요법과 유사한 견해는 히포크라
테스가 논한 〈고대의학〉과 〈급성병에 대하여〉에서 발견
할 수 있다.

식이요법

　I.『黃帝內經』에서는 질병에 대한 예민한 관찰과 정밀
한 묘사를 하고 있다. 히포크라테스도 土·風·火·水
의 4원소와 燥·濕·寒·熱의 네가지 성질이 있다는 것
을 인식하고 그것들이 적절히 혼합되어 있지 않으면 체
내의 체액의 변동을 불러 일으켜 질병을 발생시키는 것
이라고 말한다. 그러나 히포크라테스의 이론체계는 『黃
帝內經』과 같이 완비되어 있지는 않으며, 활용성도 그다
지 높다고는 할 수 없다.

질병의
발생에 대한
인식

　(2)『黃帝內經』과 히포크라테스 의학의 주요한 차이
점

　『黃帝內經』에는 혈액순환의 발견·맥박의 관찰·건강
인의 호흡에 의한 맥박속도의 측정, 오장에 의한 질병의
분류, 예방사상, 刺鍼療法 등이 지적되고 있으나, 이것들
은 모두 히포크라테스 의학에는 결여되어 있는 것들이다.
한편, 히포크라테스는 외과의 영역을 설명하고 있으나

주된 차이점

『黃帝內經』에서는 종기 등을 언급하고 있는 정도 외에는 외과영역에 관한 것은 거의 없다. 또 히포크라테스는 의사의 도덕과 품행을 설명하고 있으나 『黃帝內經』에서는 그것에 대하여 논하고 있지 않다.

제 8 장 결   론

『黃帝內經』과 시대적으로 그다지 멀지 않은 히포크라
테스의학의 주요 내용을 비교해 본 결과, 히포크라테스가
의학계에 공헌한 주요한 사실은 그 대부분이 이미『黃帝內
經』에 구비되어 있는 것임을 알았다. 또『黃帝內經』에는
히포크라테스의학에는 없는 중요한 공헌이 상당히 많아
서 이 책은 분명히 당시 세계의학의 수준을 훨씬 뛰어넘
는 것임을 알 수 있었다. 이 사실에서, 우리들은 하나의
결론을 끌어낼 수 있을 것이다. 즉, 현존하는 것 중 가장
오래되고 가장 완비된 동양의학의 고전은, 그것과 거의
동시대의 서양의학에서 가장 오래되고 가장 완비된 고전
과 비교하여 자랑스러운 것은 있어도 모자라는 것은 없
다고 할 수 있는 것이다.

『黃帝內經』은 중국 고대의학의 경험을 총괄하고 민족
의 건강을 유지하게 하여 인민의 생활내용을 풍요하게
하는 데 중요한 공헌을 했을 뿐만 아니라, 세계 의학에
어느 정도 중요한 기초를 마련했으며, 거기에는 고대 이
래로 근면하고 총명한 중국 민족이, 질병과의 끊임없는
투쟁을 통하여 획득한 무수한 귀중한 경험이 표현되어
있고 빛나는 발견·발명이 담겨져 있어서 오늘날 우리들
에게 과학에 대한 신뢰를 고무해준다.

『黃帝內經』의 세계의학에 대한 공헌은 무수히 많지만
현재 각국에서 출판되고 있는 세계의학사에 관한 출판물
에는 이 책에 대한 언급이 전혀 없거나 있어도 극히 적
고 간단한 것들뿐이다.『黃帝內經』을 소홀히 했다가는
세계의학에 대한 올바른 인식을 결여하게 된다.『黃帝內
經』의 내용을 합리적으로 평가하지 못함으로써 이 책에
대한 완전한 몰이해를 가져오게 하는 것이다.

히포크라테스의 저작은, 16세기에 포에스가 정력을 다
하여 정리한 후, 각국에서 이에 기초하여 여러가지 언어

결론

동양의학의
수준

『黃帝內經』의
가치

『黃帝內經』의
세계의학사에
대한 공헌

로 번역되어 소련 · 영국 · 프랑스 · 독일 등의 각국에 이미 훌륭한 번역본이 있다. 이와 같이 하여 각국의 醫學史家는 히포크라테스를 거의 완전하게 이해하게 되었지만 『黃帝內經』의 경우는 그렇지가 않다. 『素問』은 일본의 田中吉左衛門의 번역본[42]이 있으나, 필자는 보지 못했으므로 그 내용은 알 수 없다. 영역본은 일자 베이스(Ilza Veith)가 1949년에 번역하여 출판했으나[43], 上古天眞論篇에서 逆調論篇에 이르는 첫부분 34편에 지나지 않는 것으로 완역도 아닌데다가 오역도 상당히 많다. 그 이외의 다른 나라에 『素問』의 번역본이 있다는 것은 보지도 듣지도 못하였고, 『靈樞』는 더 말할 것도 없이 어떤 외국어로도 번역되어 있지 않다.[44] 이와 같은 상황 하에서는, 각국의 醫學史家가 『黃帝內經』을 이해하지 못하고

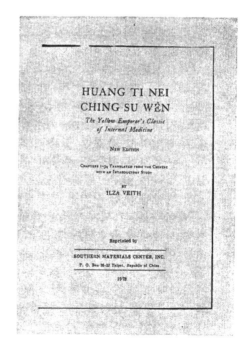

보충그림 일자 베이스역 『素問』

있다는 것은 어쩌면 당연한 일인지도 모른다.

또한 『黃帝內經』은 외국에서만 이해되지 못하고 있는 『黃帝內經』에 대한 이해의 부족
것만이 아니라 국내에서도 충분하게 이해되고 있다고 말
하기는 어렵다. 그것은 마치, 16세기에 포에스가 정리하
기 이전의 히포크라테스 저작의 상태와 같은 것으로서,
독해하는 것이 쉽지 않다. 蕭延平은 다음과 같이 말하고
있다.[68]

> 책을 교감하는 데 있어서, 善本이 없으면 큰일인데
> 醫書의 경우에는 그것이 더욱 더 큰 일이다. 생각컨대,
> 중국에서는 과거제도가 흥성하고부터 聰明才智한 자들
> 은 대부분 詞章聲律의 文을 중하게 여기는 경향이 있
> 어서, 뛰어난 逸才가 있었다. 또, 經·史 ·漢·宋 등
> 의 학문에는 힘을 다했으나, 의학에 대해서는 천한 것
> 으로 업신여겨 돌아보려 하지 않았다. 그때문에 林億
> 등이 醫書를 교감한 이후에는 이 방면에 종사하는 자
> 를 찾아보기가 매우 힘들다. 어둡고 답답한 중에 천 년
> 이 지나고 있다. 오진은 곳곳에서 횡행하고 진실을 물
> 어 바로 잡으려 해도 길이 없다.

『黃帝內經』의 현상이 바로 이와 같은 것이다.

[68] 蕭延平校正,『黃帝內經太素』의 例言 참조.

중국의 의학유산을 일으켜 세우기 위해서는, 『黃帝內 앞으로의 목표
經』의 현대어 번역을 완성하지 않으면 안된다. 그렇게
함으로써,
(1) 현대의 청년층에 이해시키고.
(2) 장래, 拼音文字가 사용될 때 번역하기 쉽게 해놓
    으며,
(3) 세계각국의 언어로 번역하는 데에 편리하게 하고,
    세계의학사의 공백 한가지를 메울 수 있는
목적을 달성할 수 있다.
『黃帝內經』의 독해는 쉬운 일이 아니므로, 먼저 이 책 정리와 번역

을 철저하게 정리하고 그 후에 번역에 착수하는 것이 필요하다. 정리하면 다음과 같은 것이다.

(1) 校勘
(2) 訓詁
(3) 標点

교감이 행해지지 않으면 각각의 문자를 확정할 수가 없다. 訓詁가 행해지지 않으면 각각의 의미가 정해지지 않는다. 문자와 의미가 명백하지 않으면 標点을 붙일 수가 없고, 標点이 없으면 번역을 할 수가 없다.

저자의 희망

우리들은 『黃帝內經』의 자구가 정해져서 합리적으로 해석되고, 정확한 항목나누기와 標点이 실행되어 상세한 색인과 더불어 원문에 충실하고 유려한 현대어 번역이 이루어지기를 바라고 있다. 이와 같이 철저하게 정리하는 데는, 高保衡이나 林億 등이 이미 행한 校勘작업 이상의 복잡성을 요하며, 또 王先謙[45] 이 여러 책에 〈集解〉를 실시한 이상의 어려움을 면할 수가 없다. 그러나 그러한 작업이 이루어지면 국내외에서 『黃帝內經』을 전면적으로 이해시키고 이 책을 세계의학사에서 당연히 있어야 할 위치에 있게 할 수 있게 될 것이다.

제 2 편 『黃帝內經』의 陰陽五行說

『黃帝內經』은 우리나라의 의학에 있어서 현존하는, 가장 오래되고 가장 완비된 고전이다. 수천년 동안의 중국 의학의 기초적인 이론체계는 이 책의 범위를 넘어서지 않는다. 따라서 우리나라의 의학에 있어서 陰陽五行說을 논할 때에는 먼저 『黃帝內經』부터 시작할 필요가 있다.

제 1 장 의학에서 陰陽五行說이
나오게 된 과정

陰陽說과 五行說은 원래 독립한 두 파의 학설로서 두 파는 陰陽家 · 五行家로 불린다.   이 두 파의 설이 처음으로 나타났을 무렵의 陰陽과 五行이란 우주에 대한 일반인식으로서 경험을 통하여 산출된 것이었다. 그것이 鄒衍에 와서 두 파의 설이 결합되어 하나의 유기적인 이론체계가 된다. 즉, 『史記』孟子筍卿列傳에 「鄒衍은 …… 陰陽의 消長變化를 깊이 感得하여, ……천지개벽 이래, 五德의 전이에 따라……」라고 씌어 있는 것이 陰陽五行說의 기원이다. 이 이론체계는 여러 학파에 수용되어 그들 학파의 학술에 있어서 여러가지 문제를 해석하는 수단이 되었다.

의학과의 관계에 대하여 말하자면 의술가에게는 먼저 천만년에 달하는 의료의 실천경험이 있으며, 春秋 말기 (기원전 5세기 전반)에 이르러 처음으로 陰陽의 이론을 받아들여 이용하기 시작한다. 그리고 戰國 후기(기원전 3세기 전반)에 와서야 겨우 그무렵 새롭게 부흥한 陰陽五行說을 모두 받아들여 이용하고 새로이 발전시켜 의학상의 여러가지 문제를 해석하고, 의학의 이론체계를

陰陽說과
五行說

鄒衍과
陰陽五行說

의술가가
陰陽五行說을
채용한 것은
春秋 말기에
서 戰國 후기
에 걸쳐서

구축했다. 그것이 바로 『黃帝內經』의 陰陽五行說이다.

위 설명의
근거

위와 같이 말한 데는 근거가 있다. 扁鵲과 趙簡子[46]는 동시대(기원전 5세기 전반)의 사람으로서, 『史記』扁鵲傳에 기재되어 있는 두가지의 治驗例를 보면 거기에서는 陰陽은 거론되고 있지만 五行은 거론되고 있지 않다. 또 倉公은 漢의 文帝시대(기원전 2세기)의 사람으로서 『史記』倉公傳에는 倉公의 26종의 治驗例가 나타나 있고 거기에는 陰陽과 五行이 모두 거론되어 있다. 이로부터 의술가가 陰陽五行說을 받아들여 이용한 것은 戰國시대임을 알 수 있다. 그리고 이미 설명한 대로 『黃帝內經』의 주요 부분은 戰國시대에 저작되었다.

고대의
의술가와
神仙家

한편 고대의 의술가와 神仙家는 밀접하게 결합되어 있었다. 의술가가 목표로 하는 「延年益壽」와 神仙家의 「長生不死」란 본래 같은 것이다. 『漢書』藝文志의 方技略에 醫經・經方・房中・神仙의 4家가 함께 열거되어 있는 것은 그 때문이다. 鄒衍은 일찌기 『重道延命方』을 저술했다.

鄒衍의
『中道延命方』

『漢書』藝文志에는 그 책이 수록되어 있지 않으나 『漢書』劉向傳에 그와 같은 것이 있으며, 姚振宗의 『漢書藝文志拾補』에는 〈方技略神仙家〉 중에 들어 있다. 이 책은 일찌기 소실되어 姚振宗도 볼 수가 없었다. 그런데

方書

『漢書』藝文志方技略 속에서는 經方家와 房中家의 목록에 「方」자가 붙어 있는 것이 있는데 神仙家의 책목록에는 그것이 없다. 이 「方」자가 붙은 책목록이 본래 神仙家의 것인지 그렇지 않으면 의술가의 것인지 옛부터 하나의 문제가 되어 왔는데 양자 모두에 걸쳐 있었다고 생각할 수도 있다.

鄒衍

鄒衍은 陰陽과 五行을 결합하여 하나의 이론체계를 만들어낸 인물임과 동시에 陰陽五行說을 의학상의 각종의 문제를 해석하는 데 이용한 최초의 인물인 것이다.

제 2 장 『黃帝內經』에서의 陰陽五行說의
발전 과정

『黃帝內經』의 陰陽五行說은 醫書 이외의 陰陽五行說
과 어떠한 차이가 있을까. 그 차이는 陰陽五行說이 『黃
帝內經』 중에서 더욱 더 발전했음을 말해주는 것이다.
이 발전에 대해서는 두가지의 면에서 살펴볼 수 있다.

제 1 절 의학에 있어서의 응용

陰陽五行家의 설에 의하면 우주의 모든 사물은 陰陽과
五行, 즉 陰·陽·木·火·土·金·水라는 屬에 유형적
으로 귀속시킬 수 있다. 우주의 모든 사물을 陰陽에 배   陰陽의 배당
당하는 것은 비교적 용이하게 이해할 수 있다. 예컨대 태
양을 향한 면은 陽, 태양으로부터 가려진 면은 陰, 外는
陽, 內는 陰, 上은 陽, 下는 陰으로 표시하는 식이다. 男은
陽이고, 女는 陰(董仲舒, 『春秋繁露』, 陽尊陰卑篇에 나타
난다)이라고 하는 것 역시 上下라고 하는 구분에서 조금
진전한 것이다. 이러한 배당은 비교적 이해가 용이하기
때문에 각 학파의 의견이 비교적 일치하고 배당은 고정
되어 있다.

한편, 우주 속에 존재하는 모든 사물을 五行에 배당하   五行의 배당
는 것은 일 부분은 이해할 수 있을지 몰라도 그 대부분
은 왜 그렇게 배당이 되는지 이해하기 어렵다. 『尙書』
洪範篇[47]에서는, 처음에는 五味를 五行에 배당하였는데,
그것을 후에 점차로 발전시켜 四時·四方·五色·五音·
五虫·五祀·五穀·五畜·天干·地支·六律·六呂 등을
五行에 배당했다. 이들 배당은 대부분 이해하기가 곤란
하기 때문에 각 학파의 의견이 그렇게 일치하지 않아, 각
학파 나름의 설명방식이 따로 있고 배당도 고정적이지가
않다. 『呂氏春秋』 十二紀·『禮記』 月令과 『淮南子』 時
則訓의 배당에서는 약간의 차이점을 볼 수 있다.

『黃帝內經』에
있어서의
陰陽五行의
배당

의학상의
陰陽의 배당

의학상의
五行의 배당

고정되어
있지 않은
五行 배당의
예

의학과
달리 하는
陰陽의
응용·이해

『黃帝內經』에서의 陰陽五行說의 발전이란, 의학상의 각종 사물에 대한 陰陽·五行의 배당이 행해지고 있는 것으로서, 그것은 陰陽五行說이 『黃帝內經』에서 의학적인 전문화가 이루어졌음을 가리키는 것이다. 의학상의 陰陽의 배당이란 예컨대 六腑(바깥으로 통한다)는 陽으로, 五臟(안에 있어서 바깥과 통하지가 않는다)은 陰으로, 氣(비교적 가벼운)는 陽으로, 血(비교적 무거운)은 陰으로, 熱은 陽으로, 寒은 陰으로 귀속시킨 규정으로, 이것들은 아주 용이하게 이해할 수 있기 때문에 각 학파의 의견도 대부분 일치하며 배당도 고정되어 있다.

의학상의 五行의 배당에는, 五臟·五竅·五體·五臭·五聲·五志·五脈 등이 있다. 이들이 왜 그렇게 배당된 것인지 대부분은 그 이유를 알 수 없다. 이러한 류의 배당에 대해서는 각 학파의 의견이 일치하지 않으며, 고정되어 있지 않다. 예를 들면「五竅」에 대한 五行의 배당에 있어서『素問』金匱眞言論篇에서는 目－木, 耳－火, 口－土, 鼻－金, 二陰－水라 하고, 같은 책의 陰陽應象大論篇에서는 目－木, 舌－火, 口－土, 鼻－金, 耳－水라 하고 있다. 또「五志」에 대한 五行의 배당에 대해서 陰陽應象大論篇에는 怒－木, 喜－火, 思－土, 怵－金, 恐－水라 씌어 있으며, 宜明五氣篇에는 怵－木, 喜－火, 畏－土, 悲－金, 恐－水로 씌어 있다(『靈樞』 九針論篇도 이와 같다). 이와 같이 서로 다른 배당을 주장하는 학파는, 각각 독자적인 설명방식을 가지고 있다. 五臟과 五行의 배당은 의학에 있어서 모든 五行配當의 기본이 되는 출발점으로서 중요한 문제이다. 고대의 醫學派가 이 배당에 대해서 달리 설명하는 방식이 있었다는 점에 대하여는 뒤에 상세하게 서술하기로 한다.

우주의 모든 사물을 陰陽에 배당하는 것은 비교적 일정하지만 때로는 다른 방식의 응용과 이해가 이루어지고 있다. 여기에 두 가지의 예를 들어 본다.『素問』金匱眞言論篇에는「인체의 陰陽을 말하자면, 背는 陽, 腹은 陰」이라 씌어 있다(이것은 동물이 네발로 땅에 서 있는 형태를 통해 이해할 수 있다). 한편,『老子』에는 『만물은

陰을 負하고 陽을 抱한다」라고 씌어 있다(이것은 남쪽을
향하여 앉는 모습을 통해 이해할 수 있다). 이와 같이 인
체의 부위를 말할 경우 道家의 陰陽의 應用과 의술가의
그것은 서로 상반돼 있다. 또『素問』陰陽應象大論篇에는
「淸陽은 上竅에서 나오고(가볍기 때문에), 濁陰은 下竅
로부터 나온다(무겁기 때문에). 淸陽은 天으로 오르고
(가볍기 때문에) 濁陰은 地에 돌아간다(무겁기 때문에)」
라고 씌어 있다. 여기서 의술가는 陰陽 두 글자를, 맑고
가벼운 것은 陽, 탁하고 무거운 것은 陰이라고 이해하고
있다. 한편 일반적으로 音韻으로 음양을 말할 경우 탁하
고 무거움을 표현하는 소리는 陽의 平聲,[48] 맑고 가벼움을
표현하는 소리는 陰의 平聲이다. 즉, 音韻的으로 보면 音
韻學派의 陰陽 두 자에 대한 이해는 의술가의 그것과
상반되어 있는 것이다.

第2節 고도의 활용성

『黃帝內經』의 陰陽五行說에서는 陰陽에「陰中의 陽」,
「陽中의 陰」이 있다는 설과, 五行에「相生」,「相勝(相剋)」,
「相侮」,「相乘」이 있다는 설이 논급되고 있어서 그 고도
의 활용성을 볼 수 있다.

예를 들면『素問』金匱眞言論篇에서 五臟과 六腑가 相
待하고 있다는 설명 중에는 다음과 같은 말이 있다. 六腑
(외계와 통한다)는 陽, 五臟(외계와 통하지 않는다)은
陰. 단지 五臟에 대해서만 언급하면 心肺(가슴에 있다)
는 陽이고, 腎·肝·脾(배에 있다)는 陰. 心과 肺에 대하
여 말하면 心(火에 속한다)은 陽中의 陽이고」肺(金에
속한다)는 陽中의 陰. 腎·肝·脾에 대해서 언급하면 腎
(뒤에 있다)은 陰中의 陰, 肝(앞에 있다)은 陰中의 陽,
脾(중앙에 있다)는 陰中의 至陰이다, 라고『靈樞』順氣
一日分爲四時篇에서 五臟을 雌雄(陰陽) 두 종으로 구분
하고 肝心은 雄臟(陽臟), 脾肺腎은 雌臟(陰臟)이라고
한 것은 金匱眞言論篇의 견해에 기초하여 해석할 수가
있으며, 王氷은 실제로 이와 같이 해석하고 있다.

또 『素問』 玉機眞藏論篇에는 「① 肝은 氣를 心으로부터 받고, ② 이것을 脾에 전하고, ③ 氣는 腎에 머물며, ④ 肺에 가서 死한다」라고 씌어 있다. 이 ① 은 「氣를 생성하는 곳으로부터 받는다」라고 부르는 것으로, 肝木은 心火를 생성하는 곳이므로 肝은 氣를 心으로부터 받는다. 이것은 五行의 相生說이다. ②는 「그 勝(剋)하는 곳에 전한다」라고 부르는 것으로, 肝木은 脾土를 剋하기 때문에 氣를 脾에 전한다. 이것은 五行의 相剋說이다. ③ 은 「氣는 그것을 생성하는 곳에 머문다」라고 부르는 것으로, 腎水는 肝木을 생성하기 때문에 腎에 머문다. 이것도 五行相生說이다. ④는 「그것이 勝하지 못하는 곳에서 死한다」라고 부르는 것으로, 肺金은 肝木을 剋하기 때문에 肺에 이르러 死한다. 이것도 五行相剋說이다.

이상으로부터 陰陽五行說이라 하는 이론체계의 고도의 활용성을 알 수가 있고, 그 고도의 활용성에 의하여 의술가도 의학상의 모든 문제를 자유자재로 해석할 수 있게 되었으며, 金元四大家의 시대에 이르러 이 이론체계의 의학에의 응용은 최고조에 달했다.

제3장 五臟과 五行의 配當
—五臟의 부위 문제—

『素問』刺法論篇에서는「肝은 左에서 生하고, 肺는 右 五臟의 부위
에 藏하며, 心은 表를 스치고, 腎은 裏를 治하고, 脾는 이
것이 使가 된다」라고 五臟의 부위에 대하여 설명하고 있
다. 『黃帝內經』의 이 문구는 역대의 많은 의술가들의 논
쟁을 불러일으켰다.

　宋의 楊簡이 저술한『存眞圖』[49]는, 실제로 인체를 해부 楊節의
『存眞圖』
했던 경험에 기초하여 묘사한 人體解剖圖譜이다. 이 그
림은 이미 소실돼 버렸지만『玄門脈訣』의 內照圖 속에
그 기본적인 그림이 보존되어 있다(元의 孫煥重이 펴낸
『玄門脈訣』序에 의한 것이다). 이 그림에 묘사된 五臟

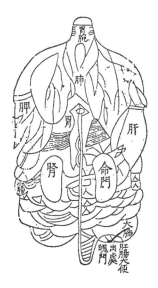

그림 9　臟腑形狀圖(『三才圖會』에서)

의 실제 부위는 『黃帝內經』에서 설명하고 있는 것과 전연 다르다. 王圻의 『三才圖會』나 龔居中의 『万毒丹書』 등 明代의 여러 책에 첨부된 인체해부도는 모두가 『玄門脈訣』의 그림과 같으며, 『黃帝內經』의 주장은 수용되어 있지 않다. 이 문제에 대해서는 서양의학이 중국에 수입된 후에 논쟁이 더욱 가열되었다. 肝의 부위는 분명히 우측에 있는데 왜 「左에 生하다」라고 말하는 것일까. 肺는 분명히 횡경막의 좌우에 있는데 어찌하여 「右에 藏한다」라고 말하는 것인가?

五臟과 五行의 (두 가지 配當)

이 문제를 해결하기 위해서는 먼저 五臟과 五行의 배당의 문제를 해명하지 않으면 안된다. 五臟과 五行의 배당은 의학에 있어서 陰陽五行說 중에 가장 중요한 기본적인 개념이며, 그외의 일체의 것은 이 기본개념에서 도출되는 것이다. 이 五臟과 五行의 배당에 대해서는 고대의 의술가에 두가지의 다른 설명방식이 있었다. 하나는

두 가지의 설명 방식

『黃帝內經』에서 말하는 肝—木, 心—火, 脾—土, 肺—金, 腎—水라는 배당이며, 다른 하나는 『陰陽療疾法』에서 말하는 脾—木, 肺—火, 心—土, 肝—金, 腎—水(『淮南子』 時則訓도 이와 동일. 『呂氏春秋』 十二紀와 『禮記』 月令은 「心—土」를 뺐으며 그 이외에는 이와 동일)라는 배당이다. 『陰陽療疾法』도 고대의 의서로서 일찍이 소실된 것이기는 하나, 여기에서 말하는 五臟과 五行의 배당에 관한 편린이 『周禮』 秋官大司寇의 「以肺石達窮民」이라는 구절에 붙인 賈公彦의 주해[50]에 인용되어 있다.

古文說과 今文說의 五臟配當

이 두 종류의 서로 다른 배당은 漢代의 經學者들의 설명에서도 마찬가지로 존재하고 있어서 古文說과 今文說[51]은 전연 다르게 되어 있다. 『今文尚書』에서 歐陽生이 설명한 배당에는 肝—木, 心—火, 脾—土, 肺—金, 腎—水라고 되어 있으며, 『古文尚書』의 배당에는 脾—木, 肺—火, 心—土, 肝—金, 腎—水로 되어 있다(『禮記』 月令·孟春의 「祭先脾」의 구절에 붙어 있는 孔穎達의 〈正義〉가 인용한 許慎의 『五經異義』에 보인다). 분명히 『黃帝內經』은 今文의 설, 『陰陽療疾法』은 古文의 설임을 알 수 있다.

前漢 시대는 今文家가 성했던 시대였다. 당시의 의술가인 李柱國이 의서를 정리하여 (『漢書』藝文志의 序의 말) 『黃帝內經』을 편찬할 때 今文說을 전면적으로 채택한 것은 今文說이 그 당시에 우세했기 때문이다. 『漢書』 藝文志의 方技略에 수록되어 있는 醫經七家 가운데 『黃帝內經』이외에 다른 것은 모두 소실되어 버린 현재, 賈公彦이 『周禮』의 주해에 인용한 『陰陽療疾法』이외에 다른 의학파의 혼적은 인멸되어 한 조각도 찾아낼 수가 없다.

古文家가 설명한 五臟과 五行의 배당의 부위는 제사 때에 제물로 희생시켜 올려진, 남쪽을 향하고 있는 동물의 五臟의 부위·배열에 기초한 것으로(『禮記』 月令·孟春「祭先脾」의 구절에 첨부된 孔穎達의 〈正義〉에서 나타난다), 脾는 左에, 肝은 右에, 肺는 上에, 腎은 下에, 心은 中央에 있다. 한편 今文家가 설명한 五臟과 五行의 배당의 부위는 이념에 기초를 두고 있다. 여기에 두 설의

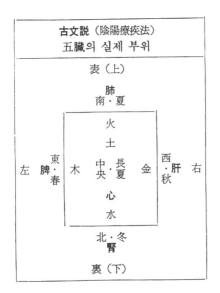

古文説 (陰陽療疾法)
五臟의 실제 부위

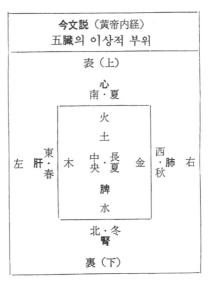

今文説 (黄帝内経)
五臟의 이상적 부위

※ 이 두 그림은 남쪽을 향하여 북쪽에 앉을 경우의 배열이며, 왼쪽은 동쪽, 오른쪽은 서쪽이다.

배당과 그 부위를 표시하여 둔다(『春秋繁露』五行之義
篇에서 五行의 부위는 木은 左에, 金은 右에, 火는 前에,
水는 後에, 土는 중앙에 있다고 했다).

이 그림에 의거해서 보면 『黃帝內經』에 설명되어 있는
五臟의 부위는 肝은 左, 肺는 右, 心은 上, 腎은 下, 脾는
중앙으로 되어 있어, 동물이나 인체 내부의 五臟의 실제
의 부위가 아니라 五行으로 배당한 理想의 부위임을 알
수 있다. 이에 의하면 刺禁篇의「肝은 左에 生하고, 肺는
右에 藏하고, 心은 表(上)를 스치고, 腎은 裏(下)를 治
하고, 脾는 使(中央)가 된다」라고 한 문구의 의미를 잘
이해할 수 있을 것이다.

『黃帝內經』의
五臟의
부위는 실제
인체 부위가
아니다.

116

제 4 장   五運六氣說

五運六氣說은 陰陽五行說을 기초로 하여 발전한 것이나, 그 이론내용과 활용 방법이 음양오행설과 완전히 같은 것은 아니다. 번거로움을 피하고 간단하게 설명해 보겠다.

五運이란 土·金·水·木·火의 五運이며, 그 가장 중요한 관계는 十干과의 배당이다. 六氣란 風·火(熱이라든가 君火라고도 부른다)·濕·暑(相火)·燥·寒의 六氣이며, 이들과 十二支와의 배당이 가장 중요하다.

五運은 五行의 다섯가지의 명칭을 쓰고 있으나, 그 의

五運의 六氣

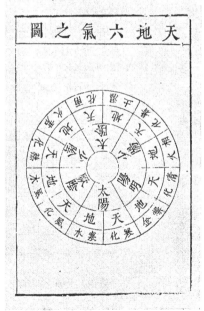

그림 10 五運客運圖(『類經圖翼』에서) 그림 11 天地六氣의 그림(『類經圖翼』에서)

미는『素問』陰陽應象大論篇에 서술되어 있는 五行의 의미와는 다르다. 첫째, 五運이란 歲運을 가리킨다. 매해마다 그 해의 運氣가 있으며 十干의 紀年 중에는 다섯 종류의 서로 다른 運氣가 있다고 한다. 둘째, 의학상의 五行의 배열순서는 木·火·土·金·水이나, 五運의 배당순서는 土·金·水·木·火이다. 셋째, 五運의 十干과의 배당과 五行의 十干과의 배당은 완전히 다르다. 이를 표로 작성하면 아래와 같다.

五運과 十干과의 배당	土	金	水	木	火
	甲己	乙庚	丙辛	丁壬	戊癸
五行과 十干과의 배당	木	火	土	金	水
	甲乙	丙丁	戊己	庚申	任癸

六氣에는 天氣(司天이라 한다)와 地氣(在泉이라 한다)의 구별이 있다. 이 두가지는 三陰三陽의 여섯 개의 명칭(少陰·太陰·厥陰·少陽·太陽·陽明)을 빌어서 표기하는데, 이들의 의미는『素問』陰陽離合論篇 속에 서술되어 있는 三陰三陽의 의미와는 다르다. 이들과 十二支에도 아래 표와 같이 일정한 배당이 있다.

十二支	司天(天氣)	六 氣	在泉(地氣)	六 氣
子 午	少 陰	火(君火)	陽 明	燥
丑 未	太 陰	濕	太 陽	寒
寅 申	少 陽	暑(相火)	厥 陰	風
卯 酉	陽 明	燥	少 陰	火(君火)
辰 戊	太 陽	寒	太 陰	濕
巳 亥	厥 陰	風	少 陽	暑(相火)

위의 표에 열거한 일정한 배당에 기초하여 매년의 天氣(司天)와 地氣(在泉)와 歲運은 甲子 紀年을 시초로 하여 모두 일정한 배열을 이루고 있다. 예를 들면 甲子年과 甲午年은 歲運은 土運, 天氣는 火氣(少陰司天이라 부름),

地氣는 燥氣(陽明在泉이라 부름)가 된다. 또 예를 들어 乙丑年과 乙未年은 歲運은 金運, 天氣는 濕氣(太陰司天이라 부름), 地氣는 寒氣(太陽在泉이라 부름)가 된다. 어느 해의 天氣(司天)가 무엇이고 地氣(在泉)가 무엇이며 歲運이 무엇인가에 따라서 그 해의 天候氣候나 일어나기 쉬운 질병이 정해지고 어떠한 예방대책을 취하면 좋은지를 알게 된다.

歲運은 天氣와 地氣의 중간에 있으므로 中運이라고도 부른다. 매해의 일정한 中運 이외에 또 主運과 客運의 구별이 있으며, 六氣에도 主氣와 客氣의 구별이 있다. 그들에게는 時의 太過, 時의 不及, 時의 相勝, 時의 相復이 있어서 그들에 의하여 天候氣候나 일어나기 쉬운 질병에 변화가 생긴다. 원래 어떠한 변화가 일어나는 데는 일정한 규칙이 있다. 그 규칙에 의하여 우리들은 60년간의 기후와 질병의 모든 것을 예측할 수 있는 것이다. 宋의 徽宗의 칙령에 의하여 편찬한 『聖濟總錄』의 첫 2권은 오직이 문제에 대하여만 논술되어 있으며, 甲子年에서 癸亥年에 이르기까지 60년간의 기후와 질병이 예측되어 정연하게 배열되어 있다.

五運六氣說[69]과 陰陽五行說의 서로 다른 점은 아래와 같다. 첫째, 陰陽五行說은 의술가가 외래의 설을 채용하고 발전시켜 의학을 위하여 써온 것이지만, 五運六氣說은 의술가가 天人合一思想을 근거로 스스로 창조했으며 오직 의학상에서만 쓰이는 학설이라는 점이다. 둘째, 陰陽五行說은 의술가가 의학상의 각종 문제(주로 질병치료의 근거로서)를 해석하기 위하여 쓰여져 온 것이지만 五運六氣說은 의술가가 질병의 外因(天의 時)을 포착하여 질병발생의 객관적 법칙을 탐구하고 장래를 예견하기 위해 기도한 것이다.

歲運(中運)
運氣의 主客

五運六氣說과
陰陽五行說과
의 차이

[69] 五運六氣說는 『素問』의 六節藏象論篇의 第1段, 天元紀大論, 五運行大論, 六微旨大論, 氣交變大論, 五常政大論, 六元正紀大論, 至眞要大論의 각 편에 상세히 기술되어 있다. 張介賓의 『類經圖翼』에도 상세한 해석이 있다.

제 5 장 결 론

陰陽五行說이
수행한 역할

陰陽五行說은『黃帝內經』에서 확실히 큰 진보를 이루었다. 첫째, 지금으로부터 2천년 전에는 의술가가 개개의 분산적인 치료경험밖에 가지고 있지 않았으나 이 이론체계를 수용하고부터 각각의 경험이 통일되어 하나의 계통적인 학문으로 조직되었다. 둘째, 이 이론체계의 높은 활용성은 의학상의 여러 문제를 해석하는 데 대단히 편리하고, 인류의 지적 욕망을 충족시킴으로써 질병과 귀신, 의학과 무술의 경계를 분명히 구별하였다. 세째, 이 이론체계에 기초한 해석에 의하여 이미 존재하고 있었던 실천 속에서 이론적 근거를 끌어냄으로써 실천의 성과를 강고한 것으로 하여 실천의 확신을 높였다.『黃帝內經』에서 이 이론체계가 확립된 것은 당시의 크나 큰 진보를 의미한다. 戰國시대는 고대의 철학·사상의 백가쟁명의 시대였다. 의학에 기여하는 諸家의 사상이 너무나 적었던 가운데 단지 陰陽五行說과 道家의 특정 사상만이 의학에 기여하여 당시의 의학을 크게 전진시켰다.

陰陽五行說의
평가

이미 보아 온 바와 같이『黃帝內經』의 陰陽五行說은 의술가가 외래의 학설을 수용하여 의학적인 전문화와 고도의 운용 방법을 첨가한 것으로서, 의술가 자신이 쌓아온 경험에서 직접 산출된 것은 아니다. 그렇기 때문에 陰陽五行說은 철학적 내용에 있어서 弁證的 요소는 비교적 많으나 唯物的 요소는 적고, 의학의 응용에 있어서는 해석면에서의 힘은 강하였지만 지도면에서의 힘은 약하다. 그러나『黃帝內經』 중에는 자연발생적인 唯物的 견해와 弁證的 견해를 표현한 부분이 많이 있으며, 이들이 陰陽五行說과 관련성이 없다는 점은 특히 주목할 만하다.

『黃帝內經』의
빛나는

『黃帝內經』에는 혈액순환의 발견, 질병의 계절성·지역성·잠복기에 대한 인식, 호흡에 의하여 맥박을 측정

하는 방법의 발명, 정밀한 감별진단, 예방사상의 중시라
는 빛나는 성과가 있다. 이들은 모두 당시의 세계의학의
수준을 훨씬 뛰어넘는 것이며, 그 중에는 현재에 이르러
서도 여전히 활용되고 있는 내용이 포함되어 있다. 그리
고 이 책은 고대의학의 경험을 총합한 것일 뿐만 아니라,
중국 민족의 건강을 유지하고 생활을 풍요하게 하여 전
세계의 의학에 도움이 되는 기반을 구축한 것이었다.

이 책은 중국의 의학의 귀중한 보고이며 세계의학사에
서 숭고·불후의 지위를 차지하고 있다. 陰陽五行說⑩은
그 중의 일부분에 지나지 않으며 당시로서는 의학상의
큰 진보를 이루었지만, 오늘날의 안목으로 전술한 그외
의 빛나는 성과와 나란히 논하기에는 당연히 부족함이
있다.

⑩ 五行은 최초로 우주의 모든 물질의 다섯가지의 기본원
소를 지적했다. 그러면 五行은 왜 「行」이라고 말하는 것인
가. 班固의 『白虎通義』 五行篇에 「五行이란 어떠한 것인가.
金水木火土를 가리키는 것이다. "行"이란 天이 氣를 순환시
키는 것을 말하려 한 것이다」라고 했다. 天이 氣를 순환케
한다는 것이므로 말할 것도 없이 정지상태가 아니다. 陰陽消
息의 작용에 의하여, 五行은 운동하면서 休止함이 없고 그
운동에는 相生과 相剋이 있다. 木이 火를 낳는 것은 木이
연소한다는 것, 火가 土를 낳는다는 것은 木이 연소한 후에
는 灰土로 化한다는 것, 土가 金을 낳는다는 것은 土 중에 금
속광물이 있다는 것, 金이 水를 낳는다는 것은 금속이 녹아
서 액체가 된다는 것, 水가 木을 낳는다는 것은 수목은 수분
을 필요로 하여 성장한다는 것을 말한다. 이들은 五行의 相
生說이다. 木이 土를 剋한다는 것은 木의 뿌리가 土 중에 깊
이 들어간다는 것이고, 土가 水를 剋한다는 것은 土가 水를
막아 平地로 만든다는 것, 水가 火를 剋한다는 것은 水가 火
를 끈다는 것, 火가 金을 剋한다는 것은 火가 금속을 녹인다
는 것, 金이 木을 剋한다는 것은 금속으로 칼, 도끼를 만들어
수목을 벌채하는 것을 말한다. 이들은 五行의 相剋(相勝)說
이다. 후에 五行에 우주의 각종의 사물이 배당되면서부터 五

行의 의미는 추상화되어버렸지만 五行의 相剋作用은 여전히 存在하며 五行에 배당된 각종의 사물에 적용된다. 의학상의 각종의 사물은 五行에 배당되어 마찬가지로 相生·相剋의 작용이 있다고 한다. 각 사물의 相剋作用은 그들이 배당된 五行 자체의 相剋작용에 의한 것이다.

제 3 편 『黃帝內經』에 인용되어 있는 고대의학서의 고찰

1. 서 언

『黃帝內經』이라는 위대한 의서는 결코 돌연히 나타난 것이 아니고 선인의 업적을 기초로 점차 발전하여 성립됐다. 이 책에는 고대의 의서가 적지 않게 인용되어 있다.『黃帝內經』의 기초가 된 이 의서들은 모두 다 소실돼 버렸으나 인용되었던 책 이름과 내용을 살펴봄으로써 이 시대의 의학의 발전과정을 알 수가 있다.

현존하는『黃帝內經』은 어느 특정 시기에 저작된 것이 아니며, 그 내용으로 보아 그 저작시기는 대체로 두 시기로 나눌 수 있다. 天元紀大論篇 이하의 7篇의 〈大論〉은 후기에 속하고 그 이외의 각 편은 대체로 전기에 속한다. 전기의 것은 주로 전국시대 후기(기원전 3세기)의 저작으로, 각 편에 인용된 고대 의서는 모두 17종류이며, 후기의 각 편에 인용된 것은 4종류가 있다. 전기·후기에 인용된 고대 의서를 나타난 순서대로 열거하면 아래와 같다.

A. 전기『黃帝內經』에 인용된 古代醫書

(1) 五色	(2) 脈變
(3) 揆度	(4) 寄恒
(5) 九針	(6) 針經
(7) 熱論	(8) 刺法
(9) 下經	(10) 本病
(11) 陰陽	(12) 陰陽十二官相使
(13) 上經	(14) 金匱
(15) 脈經	(16) 從容
(17) 刑法	

B. 후기『黃帝內經』에 인용된 古代醫書

(1) 太始天元冊文　　　　(2) 脈法

(3) 大要　　　　　　　　(4) 脈要

전·후 양시기의 『黃帝內經』에는 다수의 「經」과 「論」
이 인용되어 있으나 정확한 책 이름은 지적되어 있지
않다. 그들에 대하여는 그 출처를 찾아낼 수 있는 것도
있으나 없는 것도 있다.

그러면 위에 열거한 고대 의서 하나하나에 대하여 자
세하게 검토해 보기로 하자.

2. 前期『黃帝內經』에 인용된 고대 의서

『五色』

(1) 『五色』—『素問』 玉版論要篇에 「『五色』, 『脈變』,
『揆度』, 『奇恒』, 道는 一에 있다」라고 씌어 있다. 馬蒔에
의하면 「『五色』, 『脈變』, 『揆度』, 『奇恒』은 다 옛 경전의
명칭」(馬蒔, 『黃帝內經素問注證發微』)이며, 顧觀光은
「馬蒔가 이들을 옛 경전이라고 말하고 있는 것은 정확
하다」(『素問校勘記』)라고 하고 있다. 『史記』 倉公傳에
의하면, 倉公은 高後 8년(기원전 180년)에 그의 스승인
陽慶을 알현하고, 陽慶은 倉公에게 10부의 醫書를 주었
다. 그 중에 『五色診』이 있다. 아마 그것이 『五色』을 가
리키는 것으로서 이 책은 漢代 초기에도 존재하고 있었
던 것으로 생각된다.

『脈變』

(2) 『脈變』—이 책도 『素問』 玉版論要篇에서 볼 수
있으며 切脈의 진단에 대하여 논한 전문서이다.

『揆度』

(3) 『揆度』—역시 玉版論要篇에 앞서 설명한 구절이
있으며, 『素問』 疏五過論篇에 「『揆度』, 『陰陽』」이라고
씌어 있어서, 이 책의 명칭이 보인다. 玉版論要篇에는
이 책의 내용에 대하여, 「『揆度』는 병의 深淺을 측정한
다」라고 씌어 있고, 病能論篇에는 「『揆度』는 切脈하여
病을 측정한다. 揆란 切脈하여 脈狀을 파악하는 것, 度
란 그 病의 所在를 四時에 따라 측정하는 것을 말한다」
라고 씌어 있다. 즉, 『揆度』란 진단학의 전문서라 할 수
있다. 倉公의 스승 陽慶이 倉公에게 준 10부의 의서 가
운데 『揆度』라고 하는 책이 있었다는 데서 이 책은 漢

代 초기까지 존재하고 있었음을 알 수 있다.

(4)『奇恒』—『素問』玉版論要篇에「『揆度』,『奇恒』, 道는 一에 있으며,『奇恒』의 法을 행하는 것은 太陰에서 시작하여」라고 씌어 있고, 病能論篇에서는「論은『奇恒』, 『陰陽』중에 있으며」라고 했다. 또 疏五過論篇에「『奇恒』五中」, 方盛衰論篇에「『奇恒』의 勢는 즉 六十首」라고 『奇恒』의 책 이름이 제시되어 있다. 病能論篇에는 「『奇恒』은 奇病을 말한다. 奇病의 奇란 四時에 따라 죽는 일 없는 것, 恒이란 四時에 따라 죽는 것이다」라고 씌어 있다. 그것에 대하여 顧觀光은 다음과 같이 말했다. 「『奇恒』이란 정상과 다른 것을 말한다. 아마『素問』의 奇病論篇은『奇恒』이라는 의서가 겨우 잔존해 있었던 것을 수록한 것일 것이다.『史記』에 실려 있는 倉公이 받은 책 중에『五色診』,『奇咳術』,『揆度』,『陰陽』이 있는데 그『奇咳術』이 아마『奇恒』일 것이다」(같은 책)라고.

顧觀光의 이 설은 정확하다. 倉公이 스승 陽慶으로부터 받은 10부의 의서 중에는『奇咳術』이 있으며『咳』의 本字는「佅」로 만들어야 한다. 許愼의『說文解字』에서는「佅」字에 대하여 「奇佅란 非常이다」라고 서술하고 있다. 즉,『奇咳術』이란 비상의 術을 말하는 것으로서『奇咳』란 또한『奇恒』인 것이다. 즉, 이 책은 통상과는 다른 어떤 질병을 논한 것이며, 現存하는『素問』의 奇病論篇에는 이『奇恒』의 일부분이 보존되어 있을 가능성이 많다.

(5)『九針』—『素問』三部九候論篇에「나는『九針』을 선생으로부터 들었다」라고 씌어 있고, 八正神明論篇에「『九針』의 내용은 모두 존재해 있는 것은 아니다」라고 씌어 있다. 또 離合眞邪論篇에「나는 일찌기『九針』9篇에 대하여 들었다. 선생은 이것을 9배로 하여 81篇이라했고(9×9=81), 나는 이것을 모두 통달할 수 있게 되었다」라고 씌어 있다. 이 책은『針經』의 원초 자료인 것 같으며, 만약 그렇다면 刺針療法을 설명한 가장 오래된 전문서가 된다.

(6)『針經』—『素問』八正神明論篇에「옛 법에 따르기

『奇恒』

『九針』

『針經』

위해서는 먼저 『針經』을 알아야 한다」라고 씌어 있다. 이 책은 刺針療法의 전문서로서 오늘날의 『靈樞』의 원본이었는지도 모른다.

『熱論』   (7) 『熱論』—『素問』 評熱病論篇에 「『熱論』에 "땀이 나고 脈이 심하게 뛰는 자는 죽는다"고 했다」라고 씌어 있다. 여기에서는 『熱論』이라는 책 이름을 들어서 이 문구를 인용하고 있는데, 이 책은 熱病에 대하여 논한 전문서일 것이다.

『刺法』   (8) 『刺法』—『素問』 評熱病論篇에 「論은 『刺法』 중에 있으며」라고 씌어 있고, 또 腹中論篇에도 동일한 문구가 있어서 모두 『刺法』이라는 명칭이 나타나 있다. 『黃帝內經』 중에는 『刺法』에서 나온 문구는 모두 4부분에 인용되어 있다. 첫째는, 『素問』 奇病論篇으로 「『刺法』에서 말하기를, "부족한 것을 좀더 손상케 하고, 넘치는 것을 더욱 더 보충하여 그 후에 치료하는 것과 같은 짓을 해서는 안된다"」라고 씌어 있다. 둘째는, 調經論篇으로 「나는 『刺法』의 "넘치"는 것은 쏟아내고 부족한 것은 보충한다"라는 말을 들었다」이다. 셋째는 『靈樞』 官針篇으로 「故로 『刺法』에 이렇게 씌어 있다. "처음에는 淺刺하여 陽邪의 氣를 追求하고, 뒤에 深刺하여 陰邪의 氣를 擴散한다. 마지막에는 더욱 深刺하여 穀氣를 내린다」라고 씌어 있다. 넷째는 逆順篇으로 「『刺法』에서 말하기를, "심하게 발열하고 있을 때에는 刺針해서는 안된다. 땀이 줄줄 흐를 정도로 나오는 증상일 때에 刺針해서는 안된다. 脈의 勢가 대단히 왕성할 때에 刺針해서는 안된다. 病症과 脈狀이 일치하지 않은 사람에게 刺針해서는 안된다」라고 씌어 있다. 이 책도 또한 刺針療法의 전문서이다.

『下經』   (9) 『下經』—『素問』 疏五過論篇에 「『上經』, 『下經』」, 그리고 陰陽類論篇에 「혹 『上下經』을 생각컨대」라고 『下經』의 책 이름이 기록되어 있다. 그 내용에 대하여는 病能論篇에 「『下經』은 病의 변화를 말한다」라고 씌어 있다. 『黃帝內經』에는 이 『下經』의 문구가 두 곳에서 인용되고 있는데 逆調論篇에 「『下經』에서 말하기를, "胃가 조화를 이루고 있지 않으면 누워도 안정되지 않는다"」
라고 씌어 있고, 痿論篇에 「故로『下經』에서 말하기를,
"筋痿는 肝의 이상에서 생긴다. 肉痿는 습지에 거주하는
데서 온다. 骨痿는 大熱에서 생긴다 "라고 하였다. 이러
한 내용들 속에서, 病能論篇의 해석이 정확하다는 것을
알 수 있다.   즉,『下經』이란 병리학의 전문서였다.   倉
公이 스승 陽慶으로부터 받은 의서 속에『上經』과『下經』
의 두 책이 있으며 그들은 漢初까지 존재하고 있었던
것이다.『素問』氣交變大論篇은 2세기의 저작인데 거기
에도『上經』이 인용되고 있는 것을 볼 때『上經』은 後漢
시대에도 존재하고 있었다.

(10)『本病』─『素問』의 痿論篇에, 「故로『本病』에서   『本病』
말하기를, "經脈 중의 氣가 공허하게 되면 肌痺를 發하
고 다음에 脈痿가 된다"라고 씌어 있다.   이 내용으로
보아,『本病』이란 병리학의 전문서일 것이다. 『素問』에
는 원래 刺法篇과 本病篇의 두 편이 존재해 있었는데, 그
것은 여기서 말하는『刺法』과『本病』의 두 책이었을 가
능성이 있으며, 약간이나마 그 내용이 보존되어 있다. 유
감스러운 것은 두 편은 梁朝 무렵에 이미 소실되어버렸
다. 이점에 대해서는『素問』本病論篇의 편 제목의 아래
에 첨부된〈新校正〉에 상술되어 있다.

(11)『陰陽』─『素問』病能論篇에서 「論은 『奇恒』,   『陰陽』
『陰陽』중에 있다」라고 말하며, 陰陽類論篇에도 「혹시
『上下經』,『陰陽』, 『從容』을 생각컨대」라고 씌어 있다.
또 解精微論篇에 「가르치려면『從容』,『形法』, 『陰陽』
에 바탕을 두고」라고 씌어 있다. 모두『陰陽』이라는 책
이름이 표시되어 있다. 『素問』著至教論篇에는 「너는
『陰陽傳』에 관한 것을 들은 적이 없는가」라고 씌어 있
고, 陰陽類論篇에는 「診斷을 결정하는 데 있어서는 일정
한 법칙에 따르고, 관찰하는 데에 있어서는 마음을 열
고 집중해야 하고, 그 결과를『陰陽之論』과 대조해야 한
다」라고 씌어 있다. 이 두 편에서『陰陽傳』이라든가『陰
陽之論』이라고 불리우며, 혹은 또 「傳」, 「論」이라고만 기
술되어 있는 것은 대개『陰陽』이라는 하나의 책 이름을

지칭하고 있다. 倉公이 받은 의서 속에 『陰陽外變』과 『接陰禁陽書』라고 하는 두 책이 있었는데, 그것들은 여기서 말하는 『陰陽』이 발전한 것이라고 생각된다.

『陰陽 十二官 相使』

(12) 『陰陽十二官相使』—『素問』奇病論篇에서 「論은 『陰陽十二官相使』중에 있으며」라고 말한다. 이 책도 또한 의학이론의 전문서로서, 책 이름으로 보아 臟腑와 陰陽의 관계를 논한 것임을 추측할 수 있다.

『上經』

(13) 『上經』—『素問』疏五過論篇과 陰陽類論篇에 『上經』이라는 책 이름이 보인다. 그 내용에 대하여 病能論篇에 「『上經』은 氣가 天에 통하는 것을 말한다」라고 씌어 있다. 『黃帝內經』에 인용된 『上經』의 문구는 『素問』氣交變大論篇에서 보이는 1곳에 불과하다. 거기에는 「天(自然界)의 도리는 上은 天文을 알고, 下는 지리를 알며, 中은 人事를 아는 것으로 이들에 통달하면 영원히 살 수 있다」라고 씌어 있다. 이 내용에 따르면, 病能論篇의 해석은 정확하다. 현행 『素問』의 生氣通天論篇은 이 『上經』의 내용의 일부를 전한 것이라 하겠다.

『金匱』

(14) 『金匱』—病能論篇에 「『金匱』는 死生을 결정한다」라고 씌어 있다. 이 책은 예후의 진단에 관한 전문서일 것이다.

『脈經』

(15) 『脈經』—『素問』示從容論篇에 「나는 『脈經』상하편을 암송하려고 했다」라고 씌어 있다. 이 책은 切脈의 진단에 대한 전문서이며, 倉公이 받은 의서 중에 『黃帝扁鵲之脈書』가 있는데 그것이 이 『脈經』에 해당하는 것인지도 모른다. 현행 『素問』의 脈要精微論 · 平人氣象論 · 玉機眞藏論 · 三部九候論 등의 篇에는 『脈經』의 내용이 남아 있을 가능성이 있다.

『從容』

(16) 『從容』—『素問』陰陽類論篇에 이 책의 명칭이 보이며, 같은 책 解精微論篇에는 「가르칠 때는 『從容』, 『形法』, 『陰陽』을 기본으로 하여」라고 씌어 있다. 張介賓은 「『從容』의 道를 배워야 한다고 씌어 있는 것을 보면 그것은 옛 醫經의 편 제목일 것이다. 예컨대 示從容論이 그러하다」(『類經』)라고 말하고 있다. 『素問』의 示從容論篇이 감별진단에 대한 것을 논하고 있는 것으로 보아 『從

容』이란 감별진단의 전문서인 것으로 생각되며, 그 내용의 일부가 示從容論篇에 남아 있다.

(17)『形法』—이 책의 명칭은『素問』解精微論篇에 보인다. 馬蒔는「經·論 중에『從容』,『形法』,『陰陽』등의 편이 있다」(위의 책)라고 말하고 있으며, 顧觀光은「"가르칠 때는『從容』,『形法』,『陰陽』에 기초하여"라고 씌어 있는 것은, 다 옛 醫書에 대한 것이다. 疏五過論篇에 "形名에 比類하여 암송한 그 經文을 인용"이라고 씌어 있는데『形法』이란 그「形名」에 대한 것이 아닐까」(위의 책)라고 하고 있다. 이 책이 어떠한 내용인가는 확실하지가 않다. 책 명칭에서 추측컨대『靈樞』의 陰陽二十五人篇·通天篇과 유사한 것이 아닐까 한다.

『形法』

3. 後期『黃帝內經』에 인용된 고대 의서

(1)『太始天元册文』—『素問』天元紀大論篇에「『太始天元册文』에 말하기를, "宇宙는 廣大無邊하며, 모든 변화의 원인을 담고 있다. 만물은 거기에서 생성하며, 五運이 天을 순환하고 있다. 氣는 무한하게 펼쳐 있고 지상을 지배하고 있다. 九星은 운행하며 七曜가 巡廻한다. 陰陽이 있고 剛柔가 있다. 幽顯 兩界가 위치하며 寒暑弛張의 변화가 있다. 이 가운데서 생성변화의 조화가 万物의 形을 만들어 낸다"라고 씌어 있다. 이 내용에 의하면,『太始天元册文』이란 五運說의 이론을 설명한 것이다.

『太始天元册文』

(2)『脈法』—『素問』五運行大論篇에「『脈法』에서 말하기를, "천지자연의 변화는 脈에 영향을 주지 않는다"」라고 씌어 있다.『脈法』도 切脈의 진단학을 논한 전문서로서 王叔和의『脈經』卷5에『扁鵲陰陽脈法』이라는 명칭이 있으며, 그것이 여기서 말하는『脈法』일 가능성이 높다.

『脈法』

(3)『大要』—天元紀大論篇 이하 7篇의〈大論〉에 인용되어 있는『大要』의 문구는 대단히 많다. 여기에 열거해 보겠다.
○『大要』에서 말하기를, "기후의 이상은 심하면 五分[30

『大要』

일]간, 경미한 경우는 七分[18일]간 일어난다"(六元正紀大論篇).

○『大要』에서 말하기를, "君一・臣二는 奇의 制이고, 君二・臣四는 偶의 制이다. 君二・臣三은 奇의 制이고, 君二・臣六은 偶의 制이다"(至眞要大論篇).

○『大要』에서 말하기를, "下等인 의사는 의술에 숙달했다고 자만한다. 그래서, 열이 아직 완전히 가라앉지도 않은 것을 寒病이 또 시작했다고 말해버린다. 氣가 같다 해도 나타나는 방식이 다른 것은 진단을 현혹하여 醫道를 혼란시킨다"(같은 책).

○『大要』에서 말하기를, "봄의 따뜻함은 여름의 더위가 된다. 가을의 怱(서늘함)은 겨울의 怒(추위)가 된다. 사계의 기후를 주의 깊게 관찰하면 변화의 一部始終을 알 수 있다"(같은 책).

○『大要』에서 말하기를, "少陽의 主氣는, 甘을 우선으로 하고 鹹을 후로 한다. 陽明의 主氣는, 辛을 우선으로 하고 酸을 후로 한다. 太陽의 主氣는, 鹹을 우선으로 하고 苦를 후로 한다. 厥陰의 主氣는, 酸을 우선으로 하고 辛을 후로 한다. 少陰의 主氣는, 甘을 우선으로 하고 鹹을 후로 한다. 太陰의 主氣는, 苦를 우선으로 하고 甘을 후로 한다. 나아가서 氣味를 補助로 하고 五行의 相生에 해당하는 氣味를 응용한다. 이것을 「氣를 얻는다」라고 말하는 것이다"(같은 책).

○『大要』에서 말하기를, "신중히 病理의 機序를 지키고, 각각의 病態, 즉 有・無・盛・虛를 정확히 판단하여 거기에 따른다. 五行의 勝에 앞지르면 반드시 血氣의 流通이 잘되고 신체의 균형이 잡히게 된다"(같은 책).

이상의 내용에서 보면 天元紀大論篇 이하의 7篇의 〈大論〉의 이론은 『大要』에서 발전하여 이루어진 것임을 알 수 있다.

『脈要』 (4) 『脈要』—『素問』 至眞要大論篇에 「『脈要』에서 말하기를 "봄에 沈脈이, 여름에 弦脈이, 겨울에 澁脈이, 가을에 數脈이 나타나는 경우를 四塞이라 한다. 봄에 沈脈

이, 여름에 弦脈이, 겨울에 澁脈이 , 가을에 數脈이 심한
것을 病脈이라 한다. 이것들이 따로 따로 나타나는 것도
病脈이며, 계절에 따라 사라진 脈狀이 나타나거나 일찌
기 사라져버리는 것도 病脈이다. 계절이 지났는데도 아
직 남아 있는 것도 病脈이라 한다. 계절에 반하는 脈狀을
보이는 사람은 죽는다"」라고 씌어 있다.

　『脈要』란 切脈의 진단학을 논한 전문서로서 王叔和의
『脈經』 卷5에 『扁鵲診諸反逆死脈要訣』이라고 씌어 있는
것이 이 『脈要』에 대한 것인지도 모른다.

4. 『黃帝內經』에 인용된, 정확한 책 이름이 없는 고대
　　의서

　『黃帝內經』에는 많은 곳에서 「經」, 「論」이라고 하는
이름으로, 정확한 책 이름을 지적하지 않고 의서를 말하
는 경우가 있는데 이들 중에는 출전을 찾아낼 수 있는
것과 불가능한 것이 있다.

　(1) 출전을 찾아낼 수 있는 것―『素問』瘧論篇에 「經에
서 말하기를 "넘치면 덜어내고, 부족하면 보충한다"」라
고 씌어 있다. 이것이 같은 책의 調經論篇에서 「『刺法』
에 이르되」라고 하여 같은 문장이 인용되고 있는 것을
보면 瘧論篇에 인용된 「經」이란 『刺法』에 대한 것임을
알 수 있다. 또한 같은 篇에서 「經에서 말하기를 , '발열
이 왕성할 때 刺針해서는 안된다. 땀이 줄줄 흐르는 증상
일 때 刺針해서는 안된다. 脈의 勢가 왕성할 때에 刺針해
서는 안된다'」라고 씌어 있다. 이와 거의 같은 문장이 『靈
樞』의 逆順篇에 역시 『刺法』의 문구로 인용되어 있다. 또
한 瘧論篇에는 「故로 經의 문구에서 말하기를, "병세가
盛할 때에 刺針하면 실패하고 勢가 衰한 틈을 타서 刺針
하면 크게 효과를 거둔다"」라고 씌어 있다. 『靈樞』의 逆
順篇에도 거의 같은 문장이 나와 있는 것을 보면 瘧論篇
에서 말하는 「經」이란　逆順篇임을 알 수 있다. 다만 逆
順篇에서는 「故로 이르기를」이라고 시작되는 문구를　인

瘧論篇의
「經」이란
刺法을
말한다.

용하고 있는 것을 보면 보다 오래된 출전이 있었고, 그것이 『刺法』이었는지도 모른다. 瘧論篇에는 또, 「論에서 말하기를, "여름에 暑氣에 상하면 가을에 반드시 瘧病에 걸린다"」라고 씌어 있다. 生氣通天論篇과 陰陽應象大論篇에 이것과 거의 같은 문장이 있는 것을 보면 瘧論篇에 인용된 「論」이란, 이들 두 편을 가리키는 것일 것이다.

『素問』의 至眞要大論篇에는 「經에서 말하기를, "盛했을 때는 瀉하고 虛했을 때는 補한다"」라고 씌어 있고, 그것과 같은 문장이 『靈樞』大惑論篇에 보인다. 거기서 말하는 「經」이란 大惑論篇을 가리키는 것일 것이다. 또 『素問』 天元紀大論篇에는 「論에서 말하기를, "五運은 각각 순행해서 轉變하고 一巡하면 또 처음으로 돌아가 다시 시작한다"라고 씌어 있으며, 六節藏象論篇에서도 같은 문장을 볼 수 있다. 六節藏象論篇의 이 부분은 〈新校正〉에 의하면, 王氷이 『陰陽大論』에서 뽑아내어 보충한 것 같다. 따라서 天元紀大論篇의 「論」이란 『陰陽大論』을 가리키는 것이 아닌가 싶다.

『素問』 五運行大論篇에는, 「論에서 말하기를, "천지자연의 변화는 靈妙한 작용에 의해 통제되어 陰陽은 昇降하고 寒暑의 조짐이 분명하게 된다"」라고 씌어 있다. 陰陽應象大論篇에는 그 전반부의 문구가 있고, 또 氣交變大論篇에도 같은 문장 전체가 있는 것을 보면, 五運行大論篇이란 이 두 편을 가리키는 것이다. 또한 至眞要大論篇에 「論에서 말하기를, "人迎과 脈口가 상응하는 것은 마치 하나의 먹선을 그을 때와 같이 大小가 균등하지 않으면 안된다. 이것을 平이라 한다"」라고 씌어 있다. 그것과 거의 같은 문장이 『靈樞』 禁服篇에 있는 것을 보아 至眞要大論에서 말하는 「論」이란 禁服篇을 가리키는 것임을 알 수 있다.

(2) 출전을 찾을 수 없는 것

○ 經에서 말하기를, "氣의 盛衰나 좌우의 불균형은 上을 치료하여 下를 조절하고, 左를 치료하여 右를 조절하고, 넘침과 부족함은 經穴을 補瀉하여 조절시킨다"

(좌측 여백 주석)

瘧論篇의 「論」이란 生氣通天論과 陰陽應象大論을 가리킨다.

至眞要大論篇의 「論」은 大惑論

天元紀大論篇의 「論」은 『陰陽大論』

五運行大論篇의 「論」은 陰陽應象大論 혹은 氣交變大論

至眞要大論篇의 「論」은 禁服篇

主典不明의 예

132

「(『素問』離合眞邪論篇).

○經에서 말하기를, "陽氣가 虛하면 밖이 춥고, 陰氣가 虛하면 안이 덥고, 陽氣가 盛하게 되면 밖이 덥고, 陰氣가 盛하게 되면 안이 추워진다"(『素問』至眞要大論篇).

○너는 그 經에서 말한 "厥의 상태가 되면 눈이 보이지 않게 된다"라고 말한 문구가 생각나지 않느냐(『素問』解精微論篇).

이상은 모두 출전을 찾아낼 수 없는 것들이다.

5. 결 론

여기에 『黃帝內經』에 인용되어 있는 고대 의서를 분류하여 표로 작성해 둔다.

內經	인용서의 분류		引用書名	종류
전기	의학의 기초이론		上經, 陰陽, 陰陽十二官相使	3종
	병리학		下經, 本病	2종
	진단학	一 般	揆度, 形法	2종
		切 脈	脈度, 脈經	2종
		望 診	五色	1종
		鑑 別	從容	1종
		子 後	金匱	1종
	질병 각론		奇恒, 熱論	2종
	刺針療法		針經, 九針, 刺法	3종
후기	의학개론		大要	1종
	切脈의 진단학		脈要, 脈法	2종
	五運六氣의 이론		太始天元册文	1종

고대 의서의
분류표

前期『黃帝內經』의 주요한 부분은 전국시대 후기(기원전 3세기)의 저작이며, 거기에는 전부 17종류의 고대 의서가 인용되어 診斷學이 7종류, 刺針療法과 의학의 기초 이론이 각각 3종류가 있다. 이상으로부터 우리들은 다음과 같이 말할 수 있다.

(1) 기원전 3세기 이전의 중국 의학은 주로 진단과 치

결론

료의 두 분야가 발전해 있었다.

(2) 진단분야는 이미 세분화되어 望診과 切診이 주된 진단 방법이었다.

(3) 치료분야에서 주로 쓰여온 것은 刺針療法이다.『黃帝內經』전체에서 藥物書의 인용은 부분은 한 곳도 없으며, 당시의 치료에서는 藥物療法은 주도적인 역할을 수행하지 못했다.

(4) 기원전 3세기 이전에 의학의 기초이론은 이미 확립되어 있었다.『陰陽』과『陰陽十二官相使』라고 하는 두 책의 명칭에서 시작하여, 당시는 陰陽이론만이 쓰여졌고 五行이론은 아직 쓰여지고 있지 않았다. 五行說은 『黃帝內經』의 시대에 와서 처음으로 의술가에 채용됐던 것이다.

扁鵲傳과
고대 의서

나아가서 우리들은『史記』扁鵲傳의 내용과, 위에서 서술한 상황이 합치되는 것을 알 수 있다. 扁鵲은『皇帝內經』보다 2세기 정도 빠른 기원전 5세기 전반부를 살았던 인물이다. 扁鵲은 望診을 주로하여(울타리를 향해 서 있는 쪽의 사람을 투시하는 힘으로 病을 보고 五臟의 응어리를 분별했다) 切脈의 방법을 사용하기 시작했고(천하에서 脈을 말하는 者는 扁鵲에서 시작한다), 치료에는 刺針療法을 썼다(제자 子陽에게 숫돌에다 針을 갈게 했다). 또 의학이론은 단지 陰陽만을 논하여 五行에는 설명이 미치지 못했다. 이와 같은 것을 볼 때『黃帝內經』에 인용된 고대 의서와 扁鵲시대의 의학의 수준은 그리 거리가 멀지 않았으며, 그 의학경험을 문자로 기록해 온 고대 의서는 중국의 고대 의학이 扁鵲의 시대 이후에 진보적인 발전을 이루었음을 알 수가 있다.

제 4 편 『黃帝內經』과 관련이 있는 세 책의 목차에 대한 고찰

역대의 의술가가 『黃帝內經』의 조문을 분류하여 재편성한 예는 매우 많다. 그 중에서도 가장 중요한 세 책이 『甲乙經』, 『黃帝內經太素』[이하 『太素』로 약칭] 그리고 『類經』이다.

『甲乙經』은 晋의 皇甫謐(3세기 중엽)이 『素問』, 『針經』 (오늘날의 『靈樞』)과 『明堂孔穴針灸治要』 등의 세 책의 조문을 한꺼번에 분류하여 재편성한 것이다. 『太素』는 수나라와 당나라 시대에 걸쳐 살았던 楊上善(7세기 초기)이 『素問』과 『針經』을 역시 한꺼번에 분류해서 재편성한 것이다. 이 두 책은 唐의 王氷(8세기 중엽)이 『素問』을 편집하기 이전에 만들어졌으며, 『黃帝內經』을 校勘하는 데 있어서 귀중한 자료였다.

『甲乙經』의 成立

『太素』의 성립

楊上善의 『太素』의 注는 현존하는 이 책의 주해로서는 가장 오래된 것이다. 張介賓의 『類經』의 注는 현존하는 『黃帝內經』의 주해 중에서 가장 명쾌하게 골격이 잡혀져 있다. 楊注와 張注는 『黃帝內經』을 해석함에 있어서 귀중하다.

개편된 이 세 책의 순서는 『黃帝內經』의 순서와는 전혀 일치하지 않고, 읽기에 매우 불편하다. 『黃帝內經』 중의 어느 한 편이 세 책 중의 어느 곳에 있는지 정확하게 파악한 다음에 校勘과 해석 작업을 진행해 나가지 않으면 안된다. 그래서 지금 이들의 목차를 분별, 정리하고 표시하여 검토에 보탬이 될 수 있도록 하겠다.

楊上善과 張介賓의 주해

※ 『黃帝內經』과 그것을 개편한 위의 세 책과의 상세하고 긴 對經表는 원서에는 第4篇과 第5篇의 사이에 있으나 체재를 고려하여 이 책에서는 卷末로 옮겼다[譯者].

『甲乙經』은 『素問』, 『靈樞』 및 『明堂孔穴針灸治要』의
세 책의 원문을 채용하면서도 각 條의 머리에 출전이 명
시되어 있지 않다. 그러나 이 책의 어떤 부분에는 각 條
의 첫머리에 「『素問』에서 말하기를」, 「『九卷』에서 말하
기를」, 「『靈樞』에서 말하기를」, 「張仲景이 말하기를」,
「楊上善이 말하기를」 등등으로 책 이름과 인명이 명시
되어 있다. 이와 같은 부분은 『甲乙經』 전체의 체재와는
맞지 않는데 아마 그 후의 사람들이 읽어내려가는 과정
에서 첨가한 小注가 본문 중에 혼입된 것으로서 『甲乙經』
의 원문은 아닐 것이다. 여기서는 이들의 본문 중에 혼
입된 小注는 전혀 채택하지 않는다.

張介賓의 『類經』의 條의 數는 葉秉敬의 『類經』 순서에
따르면 390條로 되어 있으나 이것은 하나의 편 제목을
1條로 하여 계산한 것이다. 그러나 실제로는 하나의 편
제목에 1條만이 포함되어 있다고는 할 수 없다. 그래서
상세하게 분석하여 각 條의 숫자에 다시 中点을 붙여서
(20 · 1, 20 · 2와 같이) 분류해 놓았다. 그것은 다음과 같
은 경우이다.

『皇帝內經』의 서로 다른 여러 편에서 인용된 것은 각
각 條를 나누었다. 예를 들면 『類經』의 卷19 針刺類의 用
針虛實補寫篇 第7은 『素問』의 寶明全形論 · 『靈樞』의 九
針十二原 및 小針解 등 서로 다른 세가지 편으로 이루
어져 있는데 이것들을 세 條로 분류했다.

또 『類經』의 각 편에 인용한 『黃帝內經』의 원문 중에
편의 제목은 같지만 전반부와 후반부에 각각 다른 편의
것이 들어 있어서 연속되지 않는 것은 두개로 나누었다.
예를 들면 卷2 陰陽類의 陰陽應象篇 第1에 인용된 「故曰
天地者万物上下也」에서 「陰之使也」까지의 1段은 『黃帝
內經』 陰陽應象大論篇에 있는 내용들이지만 그 위의 문
장과 연속되지 않으므로 따로 1條로 했다.

또한 『黃帝內經』의 원문이 『類經』 중에 두가지 종류로
중복되어 나타난 것이 있다. 그 경우 원문의 전후가 이
어져 있어도 중복된 부분은 역시 1개의 條로 했다. 예
를 들면 第2 陰陽類의 陰陽應象 第1에 인용한 陰陽應象

大論篇의「黃帝曰陰陽者天地之道也」에서「治病必求于本」
의 1段은 論治類 第1에서도 볼 수 있다. 이 段과 그 이외
의 원문은『黃帝內經』에서는 계속되어 있으나 論治類에
그 이하의 문장이 인용되어 있지 않기 때문에 그 부분
은 나누어서 1條로 했다.

　　필자는『類經』을 이상과 같이 여러 조로 나누어「類經
叙目」이라 하여 편찬한 졸저 『黃帝內經集解』의 부록으
로 하려고 생각하고 있다. 독자에게는 표의『類經』의 부
분에서 中点을 붙인 條분류의 이유가 분명하지 않을 것
이기 때문에 여기에 그 설명을 덧붙여 두는 것이다.

『類經叙目』

제 5 편 重編全元起注『素問』의 목차

『黃帝內經』이라는 책 이름이 최초로 나타나 있는 책은
劉歆의『七略』에 기초하여 편찬된 班固의『漢書』藝文志
로서,「『黃帝內經』十八卷」이라고 수록되어 있다. 이 18
卷은 秦 이전의 다른 여러 고전과 마찬가지로 劉歆의 부
친인 劉向이 자료를 모아 집성한 것으로서 이 책이 전
해진 연원은 여기서 찾을 수 있다.

『黃帝內經』의
연원

『黃帝內經』18卷의 내용은 과연 어떠한 것일까? 皇甫
謐은『甲乙經』의 自序에서「『七略』藝文志에 수록되어
있는『黃帝內經』18卷을 생각해 보면 현재『針經』9卷
과『素問』9卷이 있다. 권수는 2×9=18로서 이 두 책이
『內經』이다」라고 했다. 皇甫謐은 晋代(3세기 중엽)의 사
람으로 漢代와는 그다지 떨어져 있지 않으며 그의 說에
는 틀림없는 근거가 있다. 즉,『黃帝內經』이란『素問』
9卷과『針經』(현재의『靈樞』) 9卷, 도합 18卷을 포괄한
한 권의 책 명칭인 것이다.

『黃帝內經』에
대한
皇甫謐의 말

『素問』9卷의 최초의 注釋本은 全元起에 의한 것이다.
이 注釋本은 劉向이 편집, 교정한 원래의 모습을 유지하
고 있다. 全元起는 제나라와 양나라 사이(5세기말~6세
기초)의 사람이며 王僧孺와 같은 시대의 사람으로서 王
僧孺와 일찌기 砭石의 문제를 논했었다 (『南史』王僧孺
傳을 보면「全元起」를「金元起」로 쓰고 있다. 元의 大德
本과 明·清의 여러 本도 모두 마찬가지로서,「金」은
「全」의 오자이다. 더우기『梁書』王僧孺傳에는 이 기록
이 없다).『素問』은 원래 9권이 있었으나, 梁代에는 이미
8권만이 남아 있을 따름이고(『隋書』經籍志에서 인용한
阮孝緖의『七錄』[52]), 全元起도 역시 이 8卷에 注를 달았
다 (『隋書』經籍志). 소실 부분은 〈全元起注本〉의 第 7
卷에 해당한다. 〈全元起注本〉은『舊唐書』經籍志,『唐書』
藝文志, 일본의 藤原佐世의『日本國見在書目錄』[53]에도

全元起注
『素問』

全元起는
齊·梁
사이의 사람

수록되어 있다.

全元起注
『素問』의
소실

北宋의 仁宗朝(11세기 중기)에 高保衡과 林億 등이 王冰注『素問』을 校勘했을 때 〈全元起注本〉은 여전히 존재해 있었으며 그들은 때때로 全元起의 注를 인용하고 있다. 그러나 陳振孫의 『直齋書錄解題』나 晁公武의 『郡齋讀書志』에는 이 책은 수록되어 있지 않다. 즉, 全元起注『素問』이 소실된 것은 南北宋朝의 사이(12세기 초기)였음을 알 수 있다. 鄭樵의 『通志』藝文略과 『宋史』藝文志에는 〈全元起注本〉이 수록되어 있기는 하나 두 책이 모두 이전의 책 목록을 채록하여 만들어진 것으로서 원서를 보고 만든 것이 아니기 때문에 증거로 할 수는 없다.

全元起注
『素問』의
구성

〈全元起注本〉은 일찌기 없어지고 말았지만 高保衡과 林億이 〈王冰注本〉을 校勘한 〈新校正〉에는 〈王冰注本〉의 각 편의 편제목 아래나 경문의 아래에 〈全元起注本〉의 分卷·分篇의 모양이 설명되어 있다.

일본의 多紀元簡의 『素問識』의 책머리에 「全元起本目次」라는 한 편이 첨부되어 있는데 이것은 〈新校正〉에 기초하여 편찬된 것이다. 이 「目次」는 더욱 상세하지 못해서 착오와 빠뜨림도 발견된다. 岡西爲人의 『宋以前醫籍考』[54]에도 「全元起本目次」가 첨부되어 多紀元簡의 것보다 상세하기는 하나 완전하다고는 할 수 없다. 그래서 〈新校正〉을 상세하게 검토하여 〈全元起注本〉[全本이라 약칭]을 편성해 본 결과를 여기에 제시해 둔다. 매권 중의 편의 순서는 〈王冰注本〉[王本이라 약칭]의 순서에 따른 것이다.

第1卷 총7篇

平人氣象論 (王本 卷5 〈平人氣象論〉의 全文)

決死生(王本 卷6 〈三部九候論〉의 全文)

藏氣法時論 (王本 卷7 〈藏氣法時論〉의 前段,「黃帝問曰合人形以法四時五行而治」에서 「取基經少陰太陽血者」까지. 全本의 卷6 〈脈要篇〉 중에 이 段의 全文이 중복되어 나타남.)

經合論 (王本 卷8〈離合眞邪論〉의 全文. 全本 卷2〈眞邪論〉
  에는 이 편의 全文이 중복되어 나타남.)

宣明五氣 (王本 卷7〈宣明五氣〉와〈血氣形志〉2篇의 全文)

調經論 (王本 卷17〈調經論〉의 全文)

四時刺逆從論(王本 卷18〈四時刺逆從論〉의 後段,「是故春
  氣在經脈」에서 편 마지막의 「候知其死也」까지. 全本 卷
  6 중에도 이 편제목이 중복되어 나타나지만 그 내용은
  王本의 이 편의 前段과 같다.)

第2卷 총11篇

移精變氣論 (王本 卷4〈移精變氣論〉의 全文)

玉版論要 (王本 卷4〈玉版論要〉의 全文)

診要經終論 (王本 卷4〈診要經終論〉의 全文)

八正神明論 (王本 卷8〈八正神明論〉의 全文)

眞邪論 (王本 卷8〈離合眞邪論〉의 全文. 王本의 이 편의 全
  文은 이미 全本 卷1에〈經合論〉이라는 명칭으로 한 번
  나타나 있으며, 두번째인 여기에서는 편 이름이 고쳐져
  있다.)

皮部論 (王本 卷15〈皮部論〉과〈經絡論〉2篇의 全文)

氣穴論 (王本 卷15〈氣穴論〉의 全文)

氣府論 (王本 卷15〈氣府論〉의 全文)

骨空論 (王本 卷16〈骨空論〉의 前段, 편 머리의 「黃帝問曰
  余聞風者」에서 「易髓無空」까지.)

繆刺論 (王本 卷18〈繆刺論〉의 全文)

標本病傳論 (王本 卷18〈標本病傳論〉의 全文)

第3卷 총6篇

陰陽離合論 (王本 卷2〈陰陽離合論〉의 全文)

十二藏相使 (王本 卷3〈靈蘭秘典論〉의 全文)

六節藏象論 (王本 卷3〈六節藏象論〉의 後段,「岐伯曰悉乎
  哉問也」에서 편 마지막의 「則死矣」까지. 王本의 이 편
  의 前段은 全本에는 없고〈新校正〉은 王氷이 다른 데서
  보충한 것은 아닌지 의심이 간다.)

陰陽脈解 (王本 卷8〈陰陽脈解〉의 全文)

五藏擧痛 (王本 卷11〈擧痛論〉의 全文)

長刺節論 (王本 卷14〈長刺節論〉의 全文)

第4卷 총8篇

生氣通天論 (王本 卷1 〈生氣通天論〉의 全文)

金匱眞言論 (王本 卷1 〈金匱眞言論〉의 全文)

陰陽別論 (王本 卷2 〈陰陽別論〉의 全文과 卷12 〈痺論〉의 中段, 「凡痺之客五藏者」에서 「痺聚在脾」까지.)

經脈別論 (王本 卷7 〈經脈別論〉의 全文)

通評虛實論 (王本 卷8 〈通評虛實論〉의 全文)

太陰陽明論 (王本 卷8 〈太陰陽明論〉의 全文)

逆調論 (王本 卷9 〈逆調論〉의 全文)

痿論 (王本 卷12 〈痿論〉의 全文)

第5卷 총10篇

五藏別論 (王本 卷3 〈五藏別論〉의 全文)

湯液醪醴論 (王本 卷4 〈湯液醪醴論〉의 全文)

熱論 (王本 卷9 〈熱論〉의 前段 편 머리의 「黃帝問曰今夫熱病者」에서 「其氣及盡故死矣」까지.)

刺熱論 (王本 卷9 〈刺熱論〉의 全文)

評熱病論 (王本 卷9 〈評熱病論〉의 全文)

瘧論 (王本 卷10 〈瘧論〉의 全文)

腹中論 (王本 卷11 〈腹中論〉의 全文)

厥論 (王本 卷12 〈厥論〉의 前段 편 머리의 「黃帝問曰厥之寒熱者何也」에서 「不盛不虛以經取之」까지와 王本 卷13 〈大奇論〉의 中段, 「三陽急爲瘕」에서 「二陽急爲驚」까지. 全本 第9卷 중에도 이 편제목이 중복되어 나타난다. 내용은 王本 〈厥論〉의 後段.)

病能論 (王本 卷13 〈病能論〉의 全文)

奇病論 (王本 卷13 〈奇病論〉의 全文과 卷9 〈熱論〉의 後段, 「凡病傷寒而成溫者」에서 편 마지막의 「暑當與汗皆出勿止」까지.)

第6卷 총9篇

脈要篇 (王本 卷5 〈脈要精微論〉의 全文과 卷7 藏氣法時論의 前後兩段의 全文. 王本 〈藏氣法時論〉의 前段은 이 편 제목으로 王本의 卷1에 한번 나타나 있으나 여기에서는 편 제목이 다르게 되어 있다.)

玉機眞藏論 (王本 卷6 〈玉機眞藏論〉의 全文)

刺瘧 (王本 卷10〈刺瘧〉의 全文)

刺腰痛 (王本 卷11〈刺腰痛〉의 全文)

刺齊論 (王本 卷14〈刺齊論〉〈刺要論〉의 全文)

刺禁論 (王本 卷14〈刺禁論〉의 全文)

刺志論 (王本 卷14〈刺志論〉의 全文)

針解 (王本 卷14〈針解〉의 全文)

四時刺逆從論 (王本 卷18〈四時刺逆從論〉의 前段, 편 머리
  의 「厥陰有余」에서 「筋急目痛」까지. 이 편제목은 全本
  의 卷1에 이미 나타나 있으나 내용은 같지 않다.)

第7卷

闕〈新校正〉은 다음과 같이 말하고 있다. "『素問』의 第7卷이
소실된 지 오래되었다. 皇甫謐은 晋代의 사람이었으나
이『甲乙經』의 서문에서 「소실된 부분이 또 있다」라고
말하고 있다.『隋書』經籍志에 실린『七錄』에도 「8巻만
존재할 뿐」이라고 씌어 있다. 全元起는 隋代의 사람으
로서 注를 첨가한 本에는 이미 第7卷은 없었다. 王氷은
唐代의 寶應年間의 사람으로 晋의 皇甫謐의 甘露年間
에서 600여년 이후의 사람인데도 스스로 舊藏의 巻을
얻었다고 말하고 있는 것은 의심스럽다. 즉,〈天元紀大
論〉이하의 7篇의〈大論〉은 現行『素問』의 4巻을 차지
하고 있으며 양이 너무나 많아『素問』의 전후의 편과
맞지 않는다. 또 내용도 다른 편과 통하지 않는다. 의심
하건대 이들 7篇은『陰陽大論』의 글을 王氏가 소실된
巻 대신에 채택하여 보충한 것이 아닌가 생각된다. 이
것은 마치 「『周禮』에〈冬官〉이 빠져있는 것을〈考工記〉
로 보충한 것」과 같다. 또 생각컨대, 張仲景은『傷寒論』
의 서문에서 「『素問』,『九卷』,『八十一難經』, 『陰陽大
論』을 이용했다」라고 씌어 있어서, 王氷이 이『陰陽大
論』을『素問』 중에 병합한 것일 것이다. 요컨대『陰陽
大論』과는 다른 옛 의서이며『素問』의 第7卷이 아니다.")

※ 필자 [龍伯堅]는 다음과 같이 생각한다.『隋書』經
籍志에 「『黃帝素問9』卷, 梁 8卷」이라고 씌어 있는데
이 「梁8卷」이란 阮孝緒의『七錄』에 8권밖에 없다고 수

록되어 있었던 것을 말한다. 이것은 梁代의 것이며 全元起의 시대의 것이기도 하다. 즉, 원래는 9卷으로 구성된 『素問』이 8권밖에 잔존해 있지 않았다. 『隋書』經籍志에는 또 「『黃帝素問』8卷, 全元越注」라고 씌어 있는데 「全元越」이란 「全元起」의 誤記이다. 이것도 〈全元起注本〉은 원래부터 8권이고, 당시 잔존해 있던 『素問』은 8권밖에 없었다는 것을 말한 것이다. 소실된 1권이란 第7卷이 그에 해당된다.

第8卷 총9篇

痺論 (王本 卷12 〈痺論〉의 全文)

水熱穴論 (王本 卷16 〈水熱穴論〉의 全文)

四時病類論 (王本 卷24 〈陰陽類論〉의 後段, 「雷公復問」에서 편 마지막의 「期在盛水」까지와 卷23 〈著至教論〉의 前段, 편 머리의 「黃帝坐明堂」에서 「合之五行」까지)

方盛衰論 (王本 卷23 〈著至教論〉의 後段, 「雷公曰陽言不別 陰言不理」에서 편 마지막의 「人事不殷」까지와 卷24 〈方盛衰論〉의 全文.)

從容別白黑 (王本 卷23 〈示從容論〉의 全文)

論過失 (王本 卷23 〈疏五過論〉의 全文)

方論得失明著 (王本 卷23 〈徵四失論〉의 全文)

陰陽類論 (王本 卷24 〈陰陽類論〉의 前段, 편 머리의 「孟春始至」에서 「遂合藏首」까지)

方論解 (王本 卷24 〈解精微論〉의 全文)

第9卷 총9篇

上古天眞論 (王本 卷1 〈上古天眞論〉의 全文)

四氣調神大論 (王本 卷1 〈四氣調神大論〉의 全文)

陰陽應象大論 (王本 卷2 〈陰陽應象大論〉의 全文)

五藏生成 (王本 卷3 〈五藏生成〉의 全文)

咳論 (王本 卷4 〈異法方宜論〉의 全文과 卷10 〈咳論〉의 全文)

厥論 (王本 卷10 〈氣厥論〉의 全文과 卷12 〈厥論〉의 後段, 「太陰厥逆」에서 편 마지막의 「治主病者」까지.)

風論 (王本 卷12 〈風論〉의 全文)

大奇論 (王本 卷13 〈大奇論〉의 前後 兩段의 全文. 前段은

편 머리의 「肝滿腎滿肺滿」에서 「肺脈沈搏爲肺疝」까지,
後段은 「脾脈外鼓沈爲腸澼」에서 편 마지막의 「季秋而
死」까지.)

脈解 (王本 卷13〈脈解〉의 全文)

이상 8卷, 총69篇.

   〈全元起注本〉과 〈王氷注本〉을 비교해 보고 우리들은   두 책의 비교
다음과 같은 것을 알 수 있다. 즉, 〈王氷注本〉은 〈全元起
注本〉에 비하여 순서도 명료하고 보다 계통적으로 구성
되어 있어서 〈全元起注本〉의 혼란한 구성을 철저하게 개
편해 일대 발전을 이룬 것이다.

제 6 편 『黃帝內經』의 三焦의 고찰

　　『黃帝內經』에는 三焦라고 하는 명칭의 기관이 나온다.
그것이 인체의 어느 부분을 가리키는가에 대해서는 예로
부터 여러 설이 분분해 있으며, 어느 것이 정확한지 결정
하기 어렵다. 이 문제에 대하여 상세히 검토해 보기로 한
다.

1. 『素問』에 있어서 三焦의 설명

　　三焦라는 명칭은 『素問』에 처음으로 나온다. 靈蘭祕典
論篇에 「三焦란 決瀆의 官이며 水道가 여기에서 나온다」
라고 씌어 있고, 六節藏象論篇에는 「지라·위·대장·
소장·三焦·방광은 음식물의 창고이자 영양을 공급하
는 근원으로서 器라고 부른다. 이것들은 糟粕을 배출하
고, 五味을 신체에 공급한다」라고 씌어 있다. 또 五藏別
論篇에는 「위·대장·소장·三焦·방광, 이 다섯가지는
天의 氣에 의하여 생성된 것으로서 天과 유사한 형체를
가지고 있다. 고로 들어간 것은 곧바로 배출하여 저장해
두지 않는다」라고 씌어 있다. 이 설명에 따르면 三焦와
위·대장·소장·방광은 아주 비슷하게 닮은 같은 류의
기관이며 내부가 비어 있어서 물질을 담고 내보내는 것
임을 알 수 있다.

『素問』에
있어서
三焦의 설명

2. 『靈樞』에 있어서 三焦의 설명

　　『靈樞』에서는 三焦와 방광과의 관계가 특히 강조되고
있으며, 三焦를 上·中·下로 구분해서 설명하고 있다.

『靈樞』에
있어서
三焦의 설명

(1) 三焦와 방광의 관계
　　『靈樞』의 本輸篇에는 「三焦는 中瀆의 官이며 水道가

三焦와 방광

여기에서 나오고 방광에 속한다. 이 三焦는 독립된 하나의 腑이다」라고 하였다. 또 三焦經에 대해서는 「들어가 방광을 감고 下焦를 제어한다. 실하면 尿가 막히고 허하면 尿가 누출된다」라고 씌어 있다. 또 本藏篇에는 「살결 조직이 세밀하고 피부가 두꺼운 사람은 三焦·방광도 두껍고, 살결이 거칠고 피부가 얇은 사람은 三焦·방광도 얇다. 살결이 부드러운 사람은 三焦·방광도 부드럽고, 피부가 거칠고 부드러운 털이 없는 사람은 三焦·방광도 거칠다. 가는 털이 곱고 성긴 사람은 三焦·방광의 통용이 좋고 가는 털이 거의 없는 사람은 三焦·방광의 통용이 나쁘다」라고 설명되어 있다. 이들의 설명에서 보면, 三焦와 방광은 밀접한 관계가 있음을 알 수 있다. 밀접한 관계란 한편으로는 三焦와 방광이 유사하여 빈 공간에 물질을 수용하는 기관이라고 설명되고 있는 것과, 다른 한편으로는 三焦는 방광을 그 속에 포함하고 있다는 점이다.

(2) 上·中·下의 三焦

『靈樞』의 營衛生會篇·決氣篇·平人絶穀篇·癰疽篇에는 上·中·下 三焦의 각각에 대하여 설명되어 있다.

A. 上焦

營衛生會篇에 「三焦는 위의 上口에서 나와 咽을 따라서 오르고 횡경막을 관통하여 가슴에 분포한다. 그리고 다시 腋下을 지나, 太陰經을 따라서 내려가고 陽明經을 따라 하강하여 舌下에 이른다」라고 씌어 있으며, 또 上焦는 「안개와 같다」라고 씌어 있다. 決氣篇에는 「上焦가 열려 五穀의 味를 관장하고 피부를 양생하며 신체를 충만케 하고 털을 윤택하게 한다. 이 윤택하게 하는 작용은 마치 안개와 이슬의 작용과 같은 것으로 이것을 氣라고 한다」라고 씌어 있다. 平人絶穀篇에는 「上焦는 氣의 精微한 것을 골라낸다. 이 氣는 곧 바로 활발하게 움직인다」라고 씌어 있다. 癰疽篇에는 「上焦는 氣를 산출하여 分肉을 따뜻하게 하고 骨節을 양생하며 腠理를 부드럽게 한다」라고 씌어 있다. 上焦가 「안개와 같다」라고 하

上焦와 폐

148

는 것은 「안개와 이슬의 윤택하게 하는 작용과 흡사하다」라고 한 것으로 氣味의 형상을 형용한 것이다. 이들의 내용에서 보아 上焦란 氣, 즉 폐와 관계가 깊은 것을 알 수 있다.

B. 中焦

中焦와 위

營衛生會篇에 「中焦도 上焦와 같이 胃에서 나오나 上焦 뒤에 나온다. 이 氣는 음식물의 糟粕을 분리하여 진액으로 숙성시켜 얻은 精微한 氣이다. 이 氣는 상승하여 肺脈에 주입되면 피로 바뀌고 영양이 되어 전신을 순행하며 생명을 유지한다. 이 經脈을 순행하는, 무엇보다도 귀중한 피를 營氣(혈액)라 부른다」라고 씌어 있고, 또 中焦는 「漚[거품]와 같다」라고 씌어 있다. 決氣篇에는 「中焦에서 나온 氣가 수분과 혼합되어 붉게 변화한 것을 피라 부른다」라고 씌어 있다. 癰疽篇에는 「中焦에서 나온 氣는 이슬과 같이 축축하고, 상승하여 계곡에 흘러들어가 孫脈에 스며든다. 진액과 조화하여 붉게 변화하여 피가 된다」라고 씌어 있다. 中焦가 「거품과 같다」라고 하는 것은 혈액의 형상을 형용한 것이다. 이들의 내용으로 보아 中焦는 위와 관계가 깊다.

C. 下焦

下焦와 방광

營衛生會篇에 「下焦는 갈라져서 장을 돌며 방광에 흘러들어가 스며든다. 음식물은 항상 먼저 위 중에 저장되어 糟粕을 분리하여 대장에 내려보내며 下焦의 작용으로 배출된다. 또 수분은 따로 방광에 스며든다」라고 씌어 있으며, 또 下焦는 「瀆과 같다」라고 씌어 있다. 平人絶穀篇에는 「下焦는 아래쪽의 여러 腸을 적신다」라고 씌어 있다. 下焦가 「瀆과 같다」라는 것은 『素問』靈蘭祕典論篇에 「決瀆의 官이며 水道가 여기서부터 나온다」라고 말한 것에 해당한다. 「瀆」이란 바로 下水道를 가리키는 것이며, 下焦의 작용을 형용한 것에 지나지 않는다. 이들의 내용에서 보아 下焦는 방광과 관계가 깊다.

3. 역대 의술가의 三焦에 대한 해석

역대 의술가의 三焦에 대한 해석은 크게 세 유형으로 구분할 수 있다.

(1) 三焦는 형체가 없다

『難經』25難에서는 「心主와 三焦는 표리를 이루며 모두 다 명칭은 있으나 형체가 없다」라고 하며, 38難에도 「장부가 여섯개 있다는 것은 三焦를 더했기 때문이다. 三焦는 명칭은 있으나 형체는 없다」라고 씌어 있다. 「명칭는 있으나 형체는 없다」라는 것은 三焦라고 하는 명칭은 있어도 그 실체는 볼 수가 없다는 것이다.

『難經』에서는 三焦는 이름은 있고 형체는 없는 것이나 인체에서 일정한 부위를 차지하고 있다고 했다. 31難에는 「上焦는 심장의 밑, 횡경막 아래의 위의 上口에 있으며 음식물을 받아들이는 것을 주관한다. 中焦는 위의 중간 부근, 위도 아니고 아래도 아닌 곳에 있으며 음식물의 숙성을 주관한다. 下焦는 방광의 上口에 있어서, 양분과

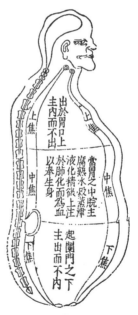

그림 12 三焦圖(『類經圖翼』에서)

찌꺼기를 분별하고 찌꺼기의 배출을 주관한다」라고 씌어 있다. 여기서 말하는 일정한 부위를 보면 上·中·下의 三焦는 인체의 體幹部의 세 부분을 가리키고 있는 것에 지나지 않는다.『難經』의 해석은 매우 애매하지만 漢의 張仲景의 『傷寒論』에서 淸의 吳瑭[55]의 『溫病條弁』에 이르기까지 역대 의술가는 모두 이『難經』의 해석에 기초하여 三焦라는 명칭을 사용하고 있다. 그들은 폐부에 증상이 있는 병을 上焦病, 심장이나 위에 증상이 있는 병을 中焦病, 방광이나 대장에 증상이 있는 병을 下焦病이라 부르고 있는데, 이러한 것은 그들이 三焦를 실제로는 體幹部의 上·中·下 세 부분으로 보고 있었다는 것을 가리키는 것이다.

『難經』
해석의 영향

(2) 三焦에는 형체가 있다

宋의 陳言이 저작한 『三因極一病證方論』[56]의 卷8·三焦精府弁證의 條에는 「三焦에는 손바닥 크기의 脂膜이 있어, 마치 방광과 쌍을 이루어 두 개의 白脈이 그 중에서 나와 척추를 끼고 상행하여 뇌를 관통하고 있다」라고 설명되어 있다. 淸末의 唐宗海가 저작한 『中西滙通醫經精義』[57]의 卷上·臟腑之官의 條에서는 다음과 같이 말했다. 「三焦란 인체의 격막을 가리키는 것으로 수분을 순행시키는 작용을 한다. 서양의 의사가 말하기로는 마신 물은 위에 들어가고 위의 네 면에는 모두 미세한 혈관이 있어서 수분을 흡수한다. 이 물은 격막에 퍼져 連網油膜 속에도 달하고 하행하여 방광으로 들어간다. 서양의가 말하는 連網이란 격막, 즉 세간에서 말하는 網油를 가리키는 것으로, 체내의 膜이란 모두 그것이다. 綱油는 방광에 이어져 있으며 수분은 綱油에서 방광으로 스며든다. 예로부터 "三焦는 決瀆의 官이며 水道가 여기서부터 나온다"라고 했는데 이는 바로 이러한 것을 말하는 것이다」라고. 그러나 이 설은『黃帝內經』의 원래의 설명과는 부합되지 않는다.

陳言의 해석

唐宗海의
해석

(3) 三焦는 속이 비어 있는 기관이다

明의 虞摶이 저작한 『醫學正傳』[58]卷2의 醫學或問에 다음과 같이 씌어 있다. 「어떤 사람이 말하기를 "인체에 있는 腑란 府庫 [관청의 문서나 귀중품을 소장하는 곳]와 같이 여러가지 것을 많이 저장하는 기관이라고 들었지만, 대장·소장·위·방광·담의 五腑에는 각각 수용하는 대상이 있으나 三焦는 무엇을 저장하는 腑인지 명백하지 않다"라고 했다. 나의 의견은 이렇다. 三焦란 속이 비어있는 기관이며 장과 위를 포함하여 통할한다. 가슴의 肓膜의 위를 上焦, 肓膜의 아래에서 배꼽까지를 中焦, 배꼽 아래를 下焦라고 하고 총칭하여 三焦라고 하는 것이며, 아무것도 수용하지 않는 것은 아니다. 그 형체로는 脂膜이 있으며 비어 있는 가운데에 臟腑를 포함하고 있는 것이다」라고.

明末의 張介賓의 『類經』卷3·藏象類3의 注에는 다음과 같은 말이 있다. 「이 편의 六腑의 구분을 보면 명백해지듯이 모두가 왕성한 저장기능이 있기 때문에 腑라고 명명되었다. 三焦는 "中瀆의 腑", "孤의 腑"라고 불리우기도 하지만 분명히 하나의 腑이며 체내의 장부와는 달리 여러 장기를 둘러싸고 있는 속이 비어 있는 하나의 큰 기관이다. 따라서 "中瀆"이라고도 하고 "孤"라고도 불려지지만 六腑의 하나로서 형체도 가지고 있다」라고. 이것은 張介賓의 三焦에 대한 초기의 해석인데, 만년에 와서는 해석을 달리하고 있다. 상세한 것은 『質疑錄』[59] 의 論三焦有機의 條에서 볼 수 있는데 이 만년의 해석은 더욱 애매하게 되어 있다.

4. 결 론

옛 사람들의 三焦에 대한 인식은, 현대의 해부학·생리학의 지식을 이용하여 추리하면, 형체와 기능의 양면으로 나누어 설명해야 한다. 먼저 형체를 말하자면 三焦의 명칭은 『黃帝內經』에 나와 있으므로 그 해석은 무엇보다도 『黃帝內經』 본래의 원초적 해석에 따르지 않으면 안된다. 역대 의술가의 해석 중에는 虞摶과 초기의 張介賓의 것이 그것에 가장 가까우며, 또 가장 명료하고 깊이있는 해석이다.   이 두 사람의 해석에다 현대의 해부학 지식을 결합하면 三焦란 형체상 胸腔과 腹腔의 총칭이다. 上焦는 가슴 부분의 胸腔, 中焦는 장 부분의 胸腔과 위 부분의 腹腔, 그리고 下焦는 방광 부분의 腹腔을 가리킨다. 胸壁과 腹壁은 하나의 腑라 말할 수 있다. 이 견해는『黃帝內經』본래의 해석에 부합한다. 만일 그 空腔에 대하여 살펴보면 각각의 명칭은 있으나 실질은 보이지 않는데 이것은『難經』의 「名은 있어도 形은 없다」라고 하는 해석과 같다.

형체에서 본 三焦

　다음으로는 기능에 관한 것인데, 三焦는 수분을 배출한다. 옛 사람들이 처음에는 三焦를 바로 방광 부분의 腹腔으로 인식하고 있었던 것은 분명하다.『素問』靈蘭祕典論篇에서 「三焦란 決瀆의 官이며, 水道가 여기서부터 나온다」라고 설명하고 있고,『靈樞』 本輸篇에서도 「三焦란 中瀆의 府이며, 水道가 여기서부터 나오고 방광에 속한다. 이것은 “孤의 腑”이다」라고 썼다. 또『靈樞』本藏篇에서는 인체의 외형과 장부의 관계를 설명한 중에 앞에서 설명한 바와 같이 三焦와 방광을 하나로 묶고 있다. 이것은 이들의 관계를 특별히 강조한 것에 불과하다.

기능에서 본 三焦

　三焦의 병상으로 주요한 곳은 역시 방광부의 腹腔이다.『靈樞』 邪氣藏府病形篇에 「三焦의 병은 腹氣가 충만하여 하복부가 특히 단단하고 소변이 나오지 않고 조이게 된다. 그 때문에 수분이 넘치게 체류하여 부종이 나타난다」라고 씌어 있다. 또 津液五別篇에는 「三焦의 기능이 쇠하면 津液이 순행하지 못하고 음식물이 분리되지 않은 채 위장 중에 정체하며, 下焦에서는 수분이 장 중에 정체하여 배설할 수가 없게 된다. 그로 인하여 下焦가 늘어나고 점차 너무 많아지게 되면 수종을 일으킨다」라고 씌어 있다. 이들은 다 분명히 복수의 증상이다. 따라서 옛 사람들은 분명히 처음에 방광부의 腹腔을 三焦로 인식하고 있었다.

병상에서 본 三焦

『靈樞』의 營衛生會 · 平人絶穀 · 決氣 · 癰疽 등의 여러 편에 따르면, 三焦의 기능은 수분의 배출 이외에도 호흡 기계통 · 순환기계통 · 소화기계통과 관계가 있고, 자율신 경의 기능도 그 속에 포함되어 있다. 옛 사람들이 인식한 三焦를 현대의 해부학 · 생리학의 지식을 가지고 말하면, 그 형체와 기능은 상응하지 않고 형체는 형체, 기능은 기 능으로 전연 별개의 것이었다. 그러나 2000년 전에 이미 인체에, 형체의 면에서는 體腔 (胸腔과 腹腔)이 존재하 고 있는 것과, 기능의 면에서는 내장을 주관하는 기능 (자율신경)이 있다는 것에 대한 초보적인 지식이 있었다 는 것은 탁월한 견해라고 말하지 않을 수 없다.

表 1. 『素問』對經表

卷	篇	甲乙經	黃帝內經太素	類經
卷第1	上古天真論第1	卷6 形氣盛衰大論第12 卷11 動作失度內外傷發崩中瘀血嘔血唾血第7	卷2 壽限篇	卷1 (攝生類 1) 上古之人，春秋百歲，今時之人，半百而衰. 卷1 (攝生類 2) 上古聖人之教下. 卷3 (藏象類13) 有子無子，女盡十七，男盡八八. 卷1 (攝生類 3) 古有真人、至人、聖人、賢人.
	四氣調神大論第2	卷1 五藏變腧第2 腸	卷2 順養篇	卷1 (攝生類 4) 四氣調神. 卷1 (攝生類 5) 天氣清靜，藏德不止，聖人從之，故無奇病. 卷1 (攝生類 6) 四時陰陽，從之則生，逆之則死. 卷1 (攝生類 7) 不治已病，治未病.
	生氣通天論第3		卷3 調陰陽篇	卷13 (疾病類 5) 生氣，邪氣皆本於陰陽.
	金匱真言論第4		卷3 陰陽雜說	卷15 (疾病類27) 八風，五風，四時之病. 卷2 (陰陽類 5) 陰陽之中復有陰陽. 卷3 (藏象類 4) 五藏之應各有收受.
卷第2	陰陽應象大論第5	卷1 精神五藏論第1 卷1 五藏六府官第4 卷6 陰陽大論第7 卷7 六經受病發傷寒熱病第1上 卷9 邪在肺五藏六府受	卷3 陰陽大論篇 卷30 四時之變篇	卷2 (陰陽類 1·1) 陰陽應象. 卷12 (論治類 1) 治病必求於本. 卷2 (陰陽類 1·2) 陰陽應象. 卷3 (藏象類 5·1) 四時陰陽外內之應. 卷21 (陰陽類 2) 法陰陽. 卷2 (陰陽類 3) 天不足西北，地不滿東南.

卷/篇	甲 乙 經	黃帝內經太素	類經（經）	類（類別）
			卷2 （陰陽類 4）	天精地形氣通於人.
			卷12 （論治類 8）	邪風之至, 治之宜早, 諸變不同, 治法亦異.
陰陽離合論第7	卷11 病發咳逆上氣第3 足太陰陽脈病溏泄下痢第5	卷5 陰陽合篇	卷9 （經絡類29）	陰陽離合.
第2卷 陰陽別論第7		卷3 陰陽雜論	卷6 （脈色類26）	脈有陰陽真藏.
			卷6 （脈色類28・1）	真藏脈死期.
			卷13 （疾病類 6）	陰陽發病.
			卷6 （脈色類23・2）	孕脈.
			卷6 （脈色類29・1）	陰陽虛搏病候死期.
			卷6 （脈色類29・2）	陰陽虛搏病候死期.
靈蘭祕典論第8			卷3 （藏象類 1）	十二官.
六節藏象論第9			卷23 （運氣類 1）	六六九九以正天度而歲氣立.
			卷23 （運氣類 2）	氣淫氣迫求其至也.
			卷11 （氣味類 1）	天食人以五氣, 地食人以五味.
			卷3 （藏象類 2）	藏象.
			卷6 （脈色類22・1）	關格.
第3卷 五藏生成篇第10	卷1 精神五藏論第1 卷1 五藏六府官第4 卷1 五藏大小六府應候第5 卷1 五色第15 卷4 經脈第1下	卷15 色脈診篇 卷17 □□篇	卷3 （藏象類 8）	五藏所合, 所榮, 所主, 所宜, 所傷之病.
			卷6 （脈色類37）	五藏五色死生.
			卷8 （經絡類21）	諸脈髓筋血氣溪谷所屬.
			卷14 （疾病類14）	五決十經.
			卷6 （脈色類34）	能合色脈可以萬全.

卷第	篇	甲乙經	黃帝內經太素	類經
卷第3	五藏別論第11	卷6 五味所宜，五藏生病大論第9 卷1 五藏六府陰陽表裏第3 卷2 十二經脈絡脈支別第1下	卷6 藏府氣液篇 卷14 診篇人迎脈口	卷4（藏象類23）奇恆藏府藏寫不同. 卷3（藏象類11）氣口獨爲五藏主.
卷	異法方宜論第12	卷6 逆順病本末方宜形志大論第2	卷19 知方地篇	卷12（論治類9）五方病治不同.
	移精變氣論第13		卷15 色脈診篇 卷19 知祝由篇	卷12（論治類16）祝由. 卷12（論治類17）治之要極，無失色脈，治之極於一.
卷第4	湯液醪醴論第14		卷19 知古今篇 卷19 知湯藥篇	卷12（論治類15）湯液醪醴，病爲本，工爲標.
卷	玉版論要篇第15		卷15 色診篇	卷12（論治類14）揆度奇恆，脈色主治.
	診要經終論第16	卷5 針灸禁忌第1上 卷5 針道第4		卷20（針刺類19·1）刺分四時，逆則爲害. 卷18（疾病類97）十二經終.
卷第5	脈要精微論第17	卷1 五色第15 卷4 經脈第1中 卷4 經脈第1下 卷6 壽夭形診病候耐痛不耐痛大論第11 卷8 五藏傳病發寒熱第1上	卷14 四時脈診 卷15 五藏脈診篇 卷16 雜診篇 卷26 灌疽篇	卷5（脈色類1）診法常以平旦. 卷6（脈色類21·1）諸脈證診法. 卷6（脈色類30）精明五色. 卷18（疾病類91）失守失強者死. 卷6（脈色類22·2）關格. 卷5（脈色類9·1）脈合四時陰陽規矩.

卷	篇	甲乙經	黃帝內經太素	類	經
		卷11 陽厥大驚發狂癇第2 卷11 足太陰厥脈病發溏泄下痢第5 卷11 五氣溢發消渴黃癉第6 卷11 寒氣客於經絡之中發癰疽風成發廥浸淫第9下		卷18 (疾病類85・2) 卷5 (脈色類9・2) 卷6 (脈色類20) 卷17 (疾病類77) 卷18 (疾病類87) 卷6 (脈色類36) 卷5 (脈色類2) 卷6 (脈色類21・2)	2) 夢寐. 2) 脈合四時陰陽規矩. 搏堅而散各為病不同. 病成而變. 風寒癰腫. 新病久病可變脈色. 部位. 2) 諸脈證診法
第5卷	平人氣象論第18	卷4 經脈第1上 卷4 經脈第1中	卷15 寸尺診篇 卷15 五藏脈診篇	卷5 (脈色類3) 卷5 (脈色類11) 卷5 (疾病類61・1) 卷5 (脈色類12・1) 卷5 (脈色類16・2) 卷6 (疾病類28・2) 卷16 (疾病類59) 卷6 (脈色類23・1) 卷5 (脈色類12・2) 卷5 (脈色類14) 卷5 (脈色類13)	3) 呼吸至數. 脈分四時, 無胃曰死. 1) 寸口尺脈診諸病. 1) 逆從四時, 無胃亦死. 2) 寸口尺脈診諸病. 2) 眞藏脈死期. 風水, 黃疸之弁. 1) 孕脈. 2) 逆從四時, 無胃亦死. 三陽脈體. 五藏平脈死脈胃氣為本.
第6卷	玉機眞藏論第19	卷4 經脈第1上 卷4 經脈第1下 卷6 五藏傳病大論第10 卷8 五藏傳病發寒熱第1上	卷6 藏府氣液篇 卷14 四時脈形篇 卷14 眞藏脈形	卷5 (疾病類10) 卷4 (藏象類24) 卷15 (疾病類29) 卷6 (脈色類27) 卷5 (脈色類12・3)	四時藏脈, 病有大過不及. 逆順相傳, 至因而死. 風傳五藏. 胃枯肉陷, 眞藏脈見者死. 3) 逆從四時, 無胃亦死.

卷	篇	甲乙經	黃帝內經太素	類經
第6卷	三部九候論第20	卷4 三部九候第3	篇 卷16 虛實脈診篇 卷14 □□篇	卷14 (疾病類22) 五虛五實死. 卷5 (脈色類5) 三部九候. 卷6 (脈色類25・1) 決死生. 卷5 (脈色類6) 七診. 卷6 (脈色類25・2) 決死生.
	經脈別論第21		卷16 脈論篇	卷16 (疾病類53) 動靜勇怯佐喘汗於五藏. 卷3 (藏象類12) 食飲之氣歸輸藏府. 卷5 (脈色類15) 六經獨至病至病脈分治.
第7卷	藏氣法時論第22	卷6 五味所宜五藏生病大論第10 卷9 卷6 五藏傳病大論第9	卷2 調食篇	卷14 (疾病類24・1) 五藏病氣法時. 卷14 (疾病類17) 五藏虛實病刺. 卷14 (疾病類24・2) 五藏病氣法時.
	宣明五氣篇第23	卷1 精神五藏第1 卷4 經脈第1上 卷4 經脈第1中 卷6 五味所宜五藏生病大論第9	卷2 順養篇 卷2 調食篇 卷6 藏府氣液篇 卷14 四時診脈篇 卷15 五藏脈診 卷27 邪傳篇	卷15 (疾病類25) 宣明五氣.
	血氣形志篇第24	卷1 五藏六府陰陽表裏第3 卷6 逆順病本末方宜形志大論第2	卷10 任脈篇 卷11 氣六篇 卷19 知形志所宜篇	卷8 (經絡類20・1) 十二經血氣表裏. 卷7 (經絡類11・2) 五藏背脈. 卷12 (論治類10) 形志苦樂病治不同. 卷8 (經絡類20・2) 十二經血氣表裏.

卷	篇	甲乙經	黃帝內經太素	類經
	寶命全形論第25	卷5 針道第4	卷19 知針石篇	卷19（針刺類9）寶命全形，必先治神，五虛勿近，五實勿遠． 卷19（針刺類7・2）用針虛實，瀉方補圓．
	八正神明論第26	卷5 針灸禁忌第1上 卷5 針道第4	卷24 天忌篇 卷24 本神論篇	卷19（針刺類13）八正神明，瀉方補圓．
卷第8	離合真邪論第27	卷10 陽受病發風第2上	卷24 真邪補瀉篇	卷19（針刺類14）經脈應天地，呼吸分補瀉． 卷19（針刺類15）候氣察三部九候．
	通評虛實論第28	卷7 六經受病發傷寒熱病第1中 卷9 脾胃大腸受病發腹脹滿腸中鳴短氣第7 卷11 陽厥大驚發狂癇第2 卷11 氣亂於腸胃發霍亂吐下第4 卷11 足太陰厥脈病發溏泄下痢第5 卷11 五臟溢發消渴黃癉第6 卷11 寒氣客於經絡之中發癰疽風成發厲浸淫第9下 卷12 手太陽少陽脈動發耳病第5	卷16 虛實脈診篇 卷30 身度篇 卷30 經絡虛實篇 卷30 順時篇 卷30 刺腹滿數篇 卷30 刺霍亂數篇 卷30 刺癇驚數篇 卷30 刺腋癰數篇 卷30 病解篇 卷30 久逆生病 卷30 六府生病	卷14（疾病類16）邪盛則實，精奪則虛． 卷15（疾病類47）孔子病熱煮死生． 卷17（疾病類72）腸澼． 卷17（疾病類65・1）癲疾． 卷16（疾病類60・1）消癉熱中． 卷22（疾病類55）冬月少針，非癰疽之謂． 卷22（針刺類47・12）刺胸背腹病． 卷21（針刺類37・3）刺灸癲狂． 卷17（疾病類78）雜病所由．

卷	篇	甲　乙　經	黃帝內經太素	類　　經
第8	太陰陽明論第29	卷12 婦人雜病第10 卷12 小兒雜病第11 卷7 六經受病發傷寒熱病第1上 卷9 脾受病發四肢不用第6	卷30 腸胃生病 卷30 經輸所療 卷6 藏府氣液篇	卷14 (疾病類13·1) 大陰陽明之異. 卷3 (藏象類7) 脾不主時. 卷14 (疾病類13·2) 大陰陽明之異.
卷	陽明脈解第30	卷7 足陽明脈病發熱狂走第2	卷8 陽明脈解篇	卷14 (疾病類12) 陽明病解.
	熱論第31	卷7 六經受病發傷寒熱病第1上	卷25 熱病決篇 卷30 溫暑病篇	卷15 (疾病類39) 傷寒. 卷15 (疾病類42) 遺證. 卷15 (疾病類40) 兩感. 卷15 (疾病類41) 溫病, 暑病.
第9	刺熱篇第32	卷7 六經受病發傷寒熱病第1上	卷25 五藏熱病 卷26 寒熱雜說	卷15 (疾病類44) 五藏熱刺法.
卷	評熱病論第33	卷7 六經受病發傷寒熱病第1中 卷8 腎風發風水面胕腫第5 卷11 動作失度內外傷發崩中瘀血嘔血唾血第7	卷25 熱病說篇 卷29 風水論篇	卷15 (疾病類43) 陰陽交. 卷15 (疾病類30) 風厥, 勞風. 卷15 (疾病類31·1) 腎風, 風水.
	逆調論第34	卷7 六經受病發傷寒熱病第1上 卷10 陰受病發痺第1下	卷28 痺論篇 卷30 熱精篇 卷30 身寒篇	卷15 (疾病類45·1) 寒熱病, 骨痺, 肉苛. 卷18 (疾病類82·1) 不得臥.

卷	篇	甲乙經	黃帝內經太素	類經
第9卷	瘧論第35	卷12 目下得眠不得視及多臥臥不安不得偃臥肉苛諸息有音及喘第3	卷30 肉爍篇 卷30 臥息喘逆篇	
		卷7 陰陽相移發三瘧第5	卷25 瘧解篇 卷25 三瘧篇	卷16 (疾病類48) 痃瘧.
	刺瘧篇第36	卷7 陰陽相移發三瘧第5	卷25 十二瘧篇 卷25 刺瘧節度篇	卷16 (疾病類50) 諸經瘧刺.
第10卷	氣厥論第37	卷6 五藏傳病大論第10 卷12 足太陽陽明手少陽脈動發目病第4	卷26 寒熱相移篇	卷15 (疾病類46) 移熱, 移寒.
	咳論第38	卷9 邪在肺五藏六府受病發咳逆上氣第3	卷29 咳論篇	卷16 (疾病類52) 咳證.
第11卷	舉痛論第39	卷1 精神五藏論第1	卷2 九氣篇 卷10 衝脈篇 卷27 邪客篇	卷17 (疾病類66) 諸卒痛. 卷15 (疾病類26) 情志九氣.
	腹中論第40	卷7 六經受病發傷寒熱病第1中 卷8 經絡受病入腸胃五藏積發伏梁息賁肥氣橫疝弘胠第2 卷8 水膚脹鼓脹腸覃石瘕第4	卷16 雜診篇 卷26 灌渲篇 卷29 脹論篇 卷30 伏梁病篇 卷30 熱痛篇 卷30 血枯篇	卷16 (疾病類55) 鼓脹. 卷17 (疾病類63) 血枯. 卷17 (疾病類73) 伏梁. 卷16 (疾病類60·2) 消癉熱中. 卷15 (疾病類38) 厥逆之治, 須其氣併. 卷17 (疾病類62·1) 胎孕. 卷15 (疾病類45·2) 寒熱瘰. 骨癉, 肉苛.

卷	篇	甲乙經	黃帝內經太素	類經
		卷11 五氣溢發消渴黃癉第6		
		卷11 動作失度內外傷發崩中瘀血嘔血唾血第7		
		卷11 寒氣客於經絡之中發癰疽風成發厲浸淫第9下		
		卷12 婦人雜病第10		
第11卷	刺腰痛篇第41	卷9 腎小腸受病發腹脹腰痛引背少腹控睾第8	卷10 陰陽維脈篇 卷30 腰痛篇	卷22（針刺類49・1）刺腰痛.
	風論第42	卷10 陽受病發風第2上	卷28 諸風數類篇 卷28 諸風狀論篇	卷15（疾病類28）風證.
第12卷	痹論第43	卷10 陰受病發痹第1上 卷10 陰受病發痹第1下	卷3 陰陽雜說 卷28 痹論篇	卷17（疾病類67）痹證.
	痿論第44	卷10 熱在五藏發痿第4	卷10 帶脈篇 卷25 五藏痿篇	卷17（疾病類71）痿證.
	厥論第45	卷4 經脈第1中 卷7 陰衰發熱厥陽衰發寒厥第3	卷26 寒熱厥篇 卷26 經脈厥篇	卷15（疾病類34）厥逆. 卷15（疾病類35）十二經之厥.
	病能論第46	卷9 腎小腸受病發腹脹腰痛引背少腹控睾第8	卷14 人迎脈口診篇	卷18（疾病類88・1）胃脘癰、頸癰. 卷18（疾病類82・2）不得臥.

卷	篇	甲乙經	黃帝內經太素	類經
		卷10 陽受病發風第2下	卷16 雜診篇	卷15 (疾病類37) 厥腰痛.
		卷11 陽厥大驚發狂癰第2	卷19 知針石篇	卷18 (疾病類88・2) 胃脘癰, 頸癰.
		卷11 邪氣聚於下脘發內癰第8	卷30 臥息喘逆篇	卷17 (疾病類64) 陽厥怒狂.
		卷11 寒氣客於經絡之中發癰疽風成發厲浸淫第9下	卷30 陽厥篇	卷15 (疾病類32) 酒風.
			卷30 酒風篇	卷30 (會通類11) 奇恒.
		卷12 目不得眠不得視及多臥臥不安不得臥肉苛諸息有音及喘第3	卷30 經解篇	
13	奇病論第47	卷4 病形脈診第2上	卷29 風水論篇	卷17 (疾病類62・2) 胎孕.
		卷8 經絡受病入腸胃五藏積發伏梁息賁肥氣痞氣奔肫第2	卷30 重身病篇	卷17 (疾病類74) 息積.
			卷30 息積病篇	卷17 (疾病類73・2) 伏梁.
		卷8 腎風發風水面胕腫第5	卷30 伏梁病篇	卷17 (疾病類75) 痿筋.
			卷30 脾癉消渴篇	卷15 (疾病類36・1) 厥逆頭痛.
		卷9 大寒內薄骨髓陽逆發頭痛第1	卷30 胆癉篇	卷16 (疾病類61) 脾癉, 胆癉.
		卷9 邪在心膽及諸藏府發悲恐太息口苦不樂及驚第5	卷30 頭齒痛篇	卷15 (疾病類36・2) 厥逆頭痛.
			卷30 痿筋篇	卷17 (疾病類65・2) 㿗疾.
		卷9 足厥陰脈動喜怒不時發㿗癃㿉遺溺癃第11	卷30 㿗疾篇	卷15 (疾病類31・2) 腎風, 風水.
		卷11 陽厥大驚發狂癰第2	卷30 厥死篇	

卷	篇	甲乙經	黃帝內經太素	類經
第13卷	大奇論第48	卷11 五氣溢發消渴黃癉第6 卷12 婦人雜病第10	卷15 五藏脈診篇 卷26 經脈厥篇 卷26 寒熱相移篇	卷6(脈色類24)諸經脈證死期.
	脈解篇第49	卷4 經脈第1下 卷11 邪氣聚於下脘發內癰第8	卷8 經脈病解篇	卷14(疾病類11)六經病解.
	刺要論第50	卷7 足陽明脈病發熱狂走第2		卷22(針刺類63·1)刺禁.
	刺齊論第51	卷5 針灸禁第1下		卷22(針刺類63·2)刺禁.
	刺禁論第52	卷5 針灸禁忌第1上	卷19 知針石篇	卷22(針刺類64)刺害.
第14卷	刺志論第53	卷5 針灸禁忌第1上 卷5 針道第4	卷16 虛實脈診篇	卷14(疾病類21)虛實之反者病.
	針解篇第54	卷4 經脈第1下	卷19 知針石篇	卷19(針刺類7·4)用針虛實補瀉. 卷19(針刺類7·3)九針之義應天人.
	長刺節論第55	卷7 六經受病發傷寒熱病第1中 卷9 三焦膀胱受病發少腹腫不得小便第9	卷23 雜刺篇	卷21(針刺類44·1)刺頭項七竅病. 卷21(針刺類41·2)刺寒熱. 卷22(針刺類54·3)刺癰疽. 卷22(針刺類47·2)刺胸背腹病.

卷	篇	甲乙經	黃帝內經太素	類　　經
第14卷		卷10 陰受病發痹第1下 卷10 陽受病發風第2下 卷11 陽厥大驚發狂癎第2 卷11 寒氣客於經絡之中發癰疽風成發厲浸淫第9下		卷22 (針刺類50・7) 刺厥癉. 卷21 (針刺類37・2) 刺灸癲狂. 卷21 (針刺類36・2) 刺諸風.
	皮部論第56	卷2 十二經脈絡脈支別第1下	卷9 經脈皮部篇	卷9 (經絡類31) 陰陽內外病生有紀.
	經絡論第57	卷2 十二經脈絡脈支別第1下	卷9 經脈皮部篇	卷6 (脈色類35) 經有常色, 絡無常變.
第15卷	氣穴論第58	卷3 頭直鼻中髮際旁行至頭維凡七穴第1	卷11 氣穴篇	卷7 (經絡類7・1) 氣穴三百六十五. 卷22 (針刺類47・1) 刺胸背腹病. 卷7 (經絡類7・2) 氣穴三百六十五. 卷7 (經絡類8) 孫絡谿谷之應.
	氣府論第59		卷11 氣府篇	卷7 (經絡類9) 氣府三百六十五.
第16卷	骨空論第60	卷2 奇經八脈第2 卷8 五藏傳病發寒熱第1上	卷10 督脈篇 卷11 骨空篇 卷26 灸寒熱法	卷21 (針刺類36・1) 刺諸風. 卷21 (針刺類44・4) 刺頭項七竅病. 卷22 (針刺類53・8) 刺諸病諸痛. 卷22 (針刺類49・2) 刺腰痛. 卷22 (針刺類54・2) 刺癰疽. 卷9 (經絡類27) 任衝督脈為病. 卷21 (針刺類44・3) 刺頭項七竅病. 卷22 (針刺類51・3) 刺四肢病.

卷	篇	甲乙經	黃帝內經太素	類經
第16卷	水熱穴論第61	卷5 針灸禁忌第1上 卷7 六經受病發傷寒熱病第1上 卷7 六經受病發傷寒熱病第1中 卷8 腎風發風水面胕腫第5	卷11 變輸篇 卷11 氣穴篇 卷30 溫暑病篇	卷8 (經絡類19) 骨空. 卷21 (針刺類42) 灸寒熱. 卷21 (針刺類38・1) 腎主水,水俞五十七穴. 卷20 (針刺類18・3) 四時刺之刺. 卷21 (針刺類39) 熱病五十九俞.
第17卷	調經論第62	卷6 五藏六府虛實大論第3	卷24 虛實補瀉 卷24 虛實所生篇	卷14 (疾病類18) 有余有五,不足有五. 卷14 (疾病類19) 氣血以併,有者為實,無者為虛. 卷14 (疾病類20) 陰陽虛實寒熱隨而刺之.
	繆刺論第63	卷5 繆刺第3	卷10 陰陽蹺脈篇	卷20 (針刺類30) 繆刺,巨刺.
第18卷	四時刺逆從論第64	卷4 經脈第1中 卷5 針灸禁忌第1上	卷16 雜診篇	卷17 (疾病類70) 六經㾕疝. 卷20 (針刺類19・2) 刺分四時,逆則為害.
	標本病傳論第65	卷6 逆順病本末方宜形志大論第二 卷6 五藏傳病大論第10		卷10 (標本類 4) 病有標本,刺有逆從. 卷10 (標本類 5) 標本逆從,治有先後. 卷18 (疾病類94・2) 病傳死期.
第19卷	天元紀大論第66			卷23 (運氣類 3) 天元紀.
	五運行大論第67			卷23 (運氣類 4) 五運六氣上下之應. 卷23 (運氣類 5・1) 南政北政,陰陽交,尺寸反.

卷	篇	甲 乙 經	黃帝內經太素	類 經
第19卷	六微旨大論第68			卷 3 (藏象類 6) 五氣之合人, 万物之生化. 卷23 (運氣類 6) 天地六六之節, 標本之應, 亢則害, 承乃制. 卷24 (運氣類 7·1) 天符歲會. 卷24 (運氣類 8) 六步四間三合會同, 子甲相合, 命曰歲立. 卷24 (運氣類 9) 上下昇降, 氣有初中, 神機氣立, 生化為用.
第20卷	氣交變大論第69			卷24 (運氣類10) 五運太過不及, 下應民病, 上應五星, 德化政令災變異候. 卷24 (運氣類11) 五星之應. 卷24 (運氣類12) 德化政令不能相過.
	五常政大論第70			卷25 (運氣類13) 五運三氣之紀, 物生之應. 卷25 (運氣類16) 天不足西北, 地不滿東南. 陰陽高下壽天治法. 卷25 (運氣類14·1) 天氣地氣, 制有所從. 卷25 (運氣類15) 歲有胎孕不育, 根有神機氣立. 卷25 (運氣類14·2) 天氣地氣, 剋有所從. 卷12 (論治類 6·3) 病之中外, 治有先後. 卷12 (論治類11) 有毒無毒, 制方有約, 必先歲氣, 無伐天和. 卷12 (論治類12) 久病而瘠, 必養必和.
	六元正紀大論第71			卷26 (運氣類17·1) 六十年運氣病治之紀. 卷26 (運氣類18·1) 至有先後, 行有位次.

卷	篇	甲乙經	黃帝內經太素	類經
第21卷				卷26 (運氣類19) 數有終始, 氣有同化.
				卷24 (運氣類7·2) 天符歲會.
				卷26 (運氣類20·1) 用寒遠寒, 用熱遠熱.
				卷26 (運氣類17·2) 六十年運氣病治之紀.
				卷26 (運氣類23·1) 五鬱之發之治.
				卷26 (運氣類18·2) 至有先後, 行有位次.
				卷26 (運氣類21) 六氣正紀十二變.
				卷26 (運氣類22) 上下盈虛.
				卷26 (運氣類20·2) 用寒遠寒, 用熱遠熱.
				卷12 (論治類13) 婦人重身, 毒之何如.
				卷26 (運氣類23·2) 五鬱之發之治.
	刺法論第72 (亡)			
	本病論第73 (亡)			
第22卷	至眞要大論第74			卷27 (運氣類24) 六氣之化, 分司天地, 主紀歲, 間氣紀步, 少陰不司氣化.
				卷23 (運氣類5·2) 南政北政, 陰陽交, 尺寸反.
				卷27 (運氣類25) 天地淫勝之治.
				卷27 (運氣類26) 邪氣反勝之治.
				卷27 (運氣類27) 六氣相勝病治.
				卷27 (運氣類28) 六氣之復病治.
				卷27 (運氣類29) 天樞上下勝復有常.
				卷27 (運氣類30) 客主勝而無復, 病治各有正味.

卷	篇	甲乙經	黃帝內經太素	類經
第22卷				卷27 (運氣類33·1) 三陰三陽, 幽明分至.
				卷12 (論治類 3) 治有緩急, 方有奇偶.
				卷10 (標本類 3) 病反其本, 得標之病, 治反其本, 得標之方.
				卷27 (運氣類31) 六氣之勝, 五藏受邪脈應.
				卷10 (標本類 1) 六氣標本所從不同.
				卷10 (標本類 2) 病有標本, 取有逆順.
				卷27 (運氣類32) 勝復早晏脈應.
				卷27 (運氣類33·2) 三陰三陽, 幽明分至.
				卷27 (運氣類34) 六氣補瀉, 用有先後.
				卷13 (疾病類 1) 病機.
				卷12 (論治類 4) 氣味方制, 治法逆從.
				卷12 (論治類 6·1) 病之中外, 治有先後.
				卷16 (疾病類51) 如瘧證.
				卷12 (論治類 7) 寒之而熱取之陰, 熱之而寒取之陽.
				卷12 (論治類 5) 方制君臣上下三品.
				卷12 (論治類 6·2) 病之中外, 治有先後.
第23卷	著至教論第75	卷4 經脈第1下	卷16 脈論篇	卷13 (疾病類 8) 三陽併至, 其絕在腎.
	示從容論第76	卷4 經脈第1上	卷16 脈論篇	卷13 (疾病類 9) 三陰比類之病.
	疏五過論第77			卷12 (論治類18) 五過四德.
	徵四失論第78			卷12 (論治類19) 四失.
	陰陽類論第79	卷4 經脈第1下 卷6 陰陽大論第7	卷16 脈論篇	卷13 (疾病類 7) 陰陽貴賤合病. 卷18 (疾病類96) 四時病死期.

卷 篇	甲 乙 經	黃帝內經太素	類 經
第80 方盛衰論第80	卷4 經脈第1下 卷6 陰陽大論第7		卷18(疾病類84)陰陽之逆,厥而爲病. 卷5(脈色類7)診有十度,診有陰陽. 卷5(脈色類8)診有大方.
卷24 第81 解精微論第81	卷12 欠噦唏振寒噫嚏軃泣出太息羨下耳鳴嚙舌善忘善飢第1	卷29 水論篇	卷18(疾病類80)涕泣.

表 2. 『靈樞』對經表

卷 篇	甲 乙 經	黃帝內經太素	類 經
卷1 第1 九針十二原第1	卷1 十二原第6 卷3 手太陰及臂凡二十八穴第24 卷5 針道第4	卷21 九針要道篇 卷21 九針所象篇 卷21 諸原所生篇	卷19(針刺類1·1)九針之要. 卷19(針刺類7·1)田針虛實補瀉. 卷19(針刺類2·1)九針. 卷22(針刺類59·1)針分三氣,失宜爲害. 卷19(針刺類16·1)候氣. 卷8(經絡類14)井滎腧經合數. 卷19(針刺類16·2)候氣. 卷22(針刺類60·1)用針先診,反治爲害. 卷8(經絡類15)十二原. 卷22(針刺類47·10)刺胸背腹病. 卷22(針刺類52·1)久病可刺. 卷22(針刺類53·1)刺諸病諸痛.

卷第	篇	甲 乙 經	黃帝內經太素	類 經
第1卷	本輸第2	卷1 精神五藏論第1 卷1 五藏六府陰陽表里第3 卷5 針灸禁第1上 卷5 針道第4 卷10 八虛受病發拘攣第3	卷11 本輸篇	卷8 (經絡類16) 五藏五腧, 六府六腧, 項腋頭面諸經之次. 卷7 (經絡類10) 卷22 (針刺類61·3) 勿迎五里. 能生殺人. 卷3 (藏象類3) 藏府有相合, 三焦曰孤府. 卷20 (針刺類18·1) 四時之刺. 卷22 (針刺類51·7) 刺四支病.
第1卷	小針解第3		卷21 九針要解篇	卷19 (針刺類1·2) 九針之要. 卷19 (針刺類7·3) 用針虛實補瀉. 卷22 (針刺類59·2) 針分三氣, 失宜為害. 卷19 (針刺類16·3) 候氣. 卷22 (針刺類60·2) 用針先診, 反治為害. 卷19 (針刺類16·4) 候氣.
第2卷	邪氣藏府病形第4	卷4 病形脈診第2上 卷4 病形脈診第2下 卷5 針灸禁忌第1下 卷9 邪在心膽及諸藏府發悲恐太息口苦不樂及驚第5 卷9 脾胃大腸受病發腹脹滿腸中鳴短氣第7 卷9 腎小腸受病發腹脹腰痛引背少腹控睪	卷11 府病合輸 卷15 色脈尺診 卷15 五藏脈診篇 卷27 邪中篇	卷13 (疾病類3·1) 邪之中人, 陰陽有異. 卷4 (藏象類20) 首面耐寒, 因於氣聚. 卷13 (疾病類3·2) 邪之中人, 陰陽有異. 卷5 (脈色類17) 三診六變, 與尺相應. 卷6 (脈色類19) 藏脈六變, 病刺不同. 卷20 (針刺類24) 六府之病, 取之於合.

卷篇	甲乙經	黃帝內經太素	類經
第2卷	第8 卷9 第9 三焦膀胱受病發少腹腫不得小便第9		
根結第5	卷1 氣息周身五十營四時日分漏刻第9 卷2 經脈根結第5 卷4 經脈第1上 卷5 針道自然逆順第6	卷10 經脈根結篇 卷14 人迎脈口診篇 卷22 刺法篇	卷9 (經絡類30) 諸經根結開闔病刺. 卷5 (脈色類 4) 五藏之氣, 脈有常數. 卷22 (針刺類56) 貴賤逆順.
第3卷 壽天剛柔第6	卷6 內外形診老壯肥瘦病旦慧夜甚大論第6 卷6 壽天形診病候耐痛不耐痛大論第11 卷10 陰受病發痺第1上	卷22 三變刺	卷21 (針刺類31) 陰陽形氣外內易難. 卷3 (藏象類15) 壽天. 卷21 (針刺類32) 刺有三變, 營衛寒痺.
官針第7	卷5 九針九變十二節五刺邪第2	卷22 九針所主篇 卷22 九刺篇 卷22 十二刺篇 卷22 三刺篇 卷22 五刺篇	卷19 (針刺類 4) 九針之宜, 各有所為. 卷19 (針刺類 5) 九變十二節. 卷19 (針刺類 6) 三刺淺深, 五刺五藏.
第4卷 本神第8	卷1 精神五藏論第1 卷1 五藏六府官第4	卷6 □□篇	卷3 (藏象類 9) 本神. 卷3 (藏象類10) 五藏異藏, 虛實異病.
終始第9	卷2 十二經脈絡脈支別第1上	卷14 人迎脈口診篇	卷20 (針刺類28) 四盛關格之刺. 卷19 (針刺類16・6) 候氣.

卷	篇	甲乙經	黃帝內經太素	類經
第4卷		卷5 針灸禁忌第1上 卷5 針道終始第5 卷7 陰衰發熱厥陽衰發寒厥第3	卷22 三刺篇	卷19 (針刺類 8 · 1) 陰陽虛實補瀉先後. 卷22 (針刺類51 · 1) 刺四支病. 卷21 (針刺類44 · 14) 刺頭項七竅病. 卷22 (針刺類51 · 2) 刺四支病. 卷19 (針刺類 8 · 2) 陰陽虛實補瀉先後. 卷22 (針刺類53 · 9) 刺諸病諸痛. 卷20 (針刺類18 · 5) 四時之刺. 卷22 (針刺類53 · 10) 刺諸病諸痛. 卷22 (針刺類50 · 1) 刺厥痹. 卷22 (針刺類52 · 2) 久病可刺. 卷18 (疾病類62) 得氣失氣, 在十二禁. 十二經終.
第5卷	經脈第10	卷2 十二經脈絡脈支別第1上 卷2 十二經脈絡脈支別第1下	卷8 經脈連環篇 卷9 經脈別異篇 卷9 十五絡脈	卷7 (經絡類 1) 人始生, 先成精, 脈道通, 血氣行. 卷7 (經絡類 2) 十二經脈. 卷14 (疾病類10) 十二經病. 卷18 (疾病類95) 陰陽氣絕死期. 卷7 (經絡類 6 · 1) 經絡之弁, 刺診之法. 卷7 (經絡類 5) 十五別絡病刺.
第6卷	經別第11	卷2 十二經脈絡脈支別第1下	卷9 經脈正別篇 卷9 經絡別異篇 卷10 帶脈篇	卷7 (經絡類 3) 十二經水離合.
	經水第12	卷1 十二經水第7	卷5 十二水篇	卷9 (經絡類33) 十二經水陰陽刺灸之度.

卷	篇	甲乙經	黃帝內經太素	類經	經
卷第7	經筋第13	卷2 經筋第6	卷13 經筋篇	卷7 (經絡類4) 卷17 (疾病類69)	十二經筋結支別. 十二經筋濟刺.
	骨度第14	卷2 骨度腸胃所受第7	卷13 骨度篇	卷8 (經絡類18)	骨度.
第8卷	五十營第15	卷1 氣息周身五十營四時日分漏刻第9	卷12 營五十周篇	卷8 (經絡類26)	一萬三千五百息五十營氣脈之數.
	營氣第16	卷1 營氣第10	卷10 督脈篇 卷12 營衛氣別篇	卷8 (經絡類24)	營氣運行之次.
	脈度第17	卷1 五藏六府官第4 卷2 奇經八脈第2 卷2 脈度第3	卷6 藏府氣液篇 卷10 陰陽蹻脈篇 卷13 脈度篇	卷8 (經絡類17) 卷7 (經絡類6·2) 卷8 (經絡類22) 卷9 (經絡類28)	脈度. 經絡之弁, 刺診之法. 五藏之氣, 上通七竅, 陰陽不和, 乃成關格. 蹻脈分男女.
第8	營衛生會第18	卷1 營衛三焦第11	卷12 營衛氣別篇	卷8 (經絡類23·1) 卷16 (疾病類54) 卷8 (經絡類23·2)	營衛三焦. 熱食汗出. 營衛三焦.
	四時氣第19	卷5 針灸禁忌第1上 卷7 陰陽相移發三瘧第5 卷8 水膚脹鼓脹腸覃石瘕第4 卷9 邪在心胆及諸藏府	卷23 雜刺篇	卷20 (針刺類18·2) 卷21 (針刺類38·2) 卷22 (針刺類47·9) 卷22 (針刺類51·6) 卷21 (針刺類38·3) 卷22 (針刺類50·9)	四時之刺. 腎主水, 水兪五十七穴. 刺胸背腹病. 刺四支病. 腎主水, 水兪五十七穴. 刺噦噫.

卷	篇	甲乙經	黃帝內經太素	類經
第 8 卷		卷9 發悲恐太息口苦不樂及驚第 5		卷22 (針刺類47・7) 刺胸背腹病.
		卷9 脾胃大腸受病發腹脹滿腸中鳴短氣第 7		卷21 (針刺類36・3) 刺諸風.
		卷9 腎小腸受病發腹脹腰痛引背少腹控睪第 8		卷22 (針刺類47・8) 刺胸背腹病.
		卷9 三焦膀胱受病發少腹腫不得小便第 9		卷19 (針刺類16・5) 候氣.
	五邪第20	卷10 陰受病發痹第 1 下		
		卷11 氣亂於腸胃發霍亂吐下第 4		
		卷11 足太陰厥脈病發溏泄下痢第 5		
		卷11 寒氣客於經絡之中發癰疽風成發厲浸淫第 9 下		
第 9 卷		卷9 邪在肺五藏六府受病發咳逆上氣第3	卷22 五藏刺篇	卷20 (針刺類25) 邪在五藏之刺.
		卷9 肝受病及衛氣留積發胸脇滿痛第 4		
		卷9 邪在心膽及諸藏府發悲恐太息口苦不樂及驚第 5		
		卷9 脾胃大腸受病發腹		

卷	篇	甲乙經	黃帝內經太素	類經
		卷9 脹滿腸中鳴短氣第7 腎小腸受病發腹脹腰痛引背少腹控睪第8		
第9卷	寒熱病第21	卷5 針道第4	卷10 陰陽蹻脈篇	卷21 (針刺類41·1) 刺寒熱.
		卷7 六經受病發傷寒熱病第1中	卷26 寒熱雜說	卷22 (針刺類50·8) 刺厥痺.
		卷7 陰衰發熱厥陽發熱厥第3		卷22 (針刺類53·2) 刺諸病諸痛.
		卷8 五藏傳病發寒熱第1上		卷22 (針刺類50·6) 刺厥痺.
		卷10 陰受病發痺第1下		卷21 (針刺類44·2) 刺頭項七竅病.
		卷10 陽受病發風第2下		卷22 (針刺類50·5) 刺厥痺.
		卷10 八虛受病發拘攣第3		卷20 (針刺類18·4) 四時之刺.
卷		卷11 寒氣客於經絡之中發癰疽風成發厲浸淫第9下		卷22 (針刺類54·1) 刺灘疽.
		卷12 寒氣客於厭發瘖不能言第2		
		卷12 足太陽陽明手少陽脈動發目病第4		
		卷12 手足陽明脈動發口齒病第6		
		卷12 血溢發衄第7		

卷	篇	甲乙經	黃帝內經太素	類經
	癲狂第22	卷7 陰衰發熱厥陽衰發熱厥第 3	卷30 目痛篇	卷21 (針刺類37・1) 刺灸癲狂.
		卷9 三焦約內閉發不得大小便第10	卷30 少氣篇	卷22 (針刺類50・2) 刺厥、痹.
		卷10 陽受病發風第 2下	卷30 癲疾篇	
		卷11 陽厥大驚發狂癇第 2	卷30 驚狂篇	
第9卷		卷11 動作失度內外傷發崩中瘀血嘔血唾血第 7	卷30 厥逆篇	
		卷12 足太陽陽明手少陽脈動發目病第 4	卷30 風逆篇	
	熱病第23	卷7 六經受病發傷寒熱病第 1中	卷25 熱病說篇	卷21 (針刺類36・4) 刺諸風.
		卷7 太陽中風感於寒濕發痓第 4	卷26 厥心痛篇	卷21 (針刺類40・5) 諸熱病死生刺法.
		卷8 五藏傳病發寒熱第 1上	卷30 喉痹嗌乾篇	卷22 (針刺類47・3) 刺胸背腹病.
		卷9 寒氣客於五藏六府發卒心痛胸痹心疝三虫第 2	卷30 目痛篇	卷21 (針刺類44・5) 刺頭項七竅病.
		卷10 陽受病發風第 2下	卷30 風痓篇	卷21 (針刺類36・5) 刺諸風.
卷		卷12 足太陽陽明手少陽脈動發目病第 4	卷30 氣逆滿篇	卷22 (針刺類53・3) 刺諸病諸痛.
			卷30 癃泄篇	
			卷30 如蠱如妲篇	
	厥病第24	卷9 大寒內薄骨髓陽逆發頭痛第 1	卷26 厥頭痛篇	卷21 (針刺類43) 刺頭痛.
			卷26 厥心痛篇	卷21 (針刺類46・1) 刺心痛、併虫瘕蛟蛕.

卷	篇	甲乙經	黃帝內經太素	類經
		卷9 寒氣客於五藏六府發卒心痛胸痹心疝三蟲第2	卷28 痹論篇	卷21 (針刺類44·5) 刺頭項七竅病.
		卷10 陰受病發痹第1下	卷30 耳聾篇	卷22 (針刺類51·4) 刺四支病.
		卷12 手太陽少陽脈動發耳病第5	卷30 骨疾痛篇	卷22 (針刺類53·4) 刺諸病諸痛.
			卷30 癰泄篇	卷18 (疾病類93) 風瘧死證.
	病本第25	卷6 逆順病本末方宜形志大論		卷10 (標本類5) 標本逆從，治有先後.
10	雜病第26	卷7 六經受病發傷寒熱病第1中	卷26 厥頭痛篇	卷22 (針刺類50·3) 刺厥癃.
		卷7 陰衰發熱厥陽衰發寒厥第3	卷26 厥心痛篇	卷21 (針刺類44·7) 刺頭項七竅病.
		卷7 陰陽相移發三瘧第5	卷30 頭齒痛篇	卷22 (針刺類51·5) 刺四支病.
			卷30 齗痛篇	卷21 (針刺類44·8) 刺頭項七竅病.
			卷30 項痛篇	卷22 (針刺類53·5) 刺諸病諸痛.
			卷30 喉痹嗌乾篇	卷21 (針刺類44·9) 刺頭項七竅病.
		卷9 大寒內薄骨髓陽逆發頭痛第1	卷30 氣逆滿篇	卷21 (針刺類44·6) 刺頭項七竅病.
			卷30 療噦篇	卷21 (針刺類44·10) 刺頭項七竅病.
		卷9 寒氣客於五藏六府發卒心痛胸痹心疝三蟲第2	卷30 膝痛篇	卷22 (針刺類49·3) 刺腰痛.
			卷30 捬厥篇	卷22 (針刺類47·4) 刺胸背腹病.
				卷22 (針刺類53·6) 刺諸病諸痛.
		卷9 肝受病及衛氣留積發胸脇滿痛第4	卷30 刺瘧節度篇	卷21 (針刺類44·11) 刺頭項七竅病.
				卷21 (針刺類44·13) 刺頭項七竅病.
		卷9 邪在心膽及諸藏府發悲恐太息口苦不樂及驚第5	卷30 刺腹滿數篇	卷22 (針刺類47·5) 刺胸背腹病.
				卷21 (針刺類46·2) 刺心痛，併虫虫痕蛟蛕.
			卷30 耳聾篇	卷21 (針刺類44·12) 刺頭項七竅病.

卷	篇	甲　乙　經	黃帝內經太素	類　　經
第10卷		卷9　脾胃大腸受病發腹脹滿腸中鳴短氣第7	卷30　血刵血篇	卷22 (針刺類47・6) 刺胸背腹病.
		卷9　三焦膀胱受病發少腹腫不得小便第9	卷30　喜怒篇	卷22 (針刺類50・4) 刺脈癭.
		卷10　陰受病發痺第1下	卷30　腰痛篇	卷22 (針刺類53・7) 刺諸病諸痛.
		卷10　熱在五藏發痿第4		
		卷12　欠噦唏振寒噫嚏亸泣出太息善飢忘善飢第1		
		卷12　手太陽少陽脈動發耳病第5		
		卷12　手足陽明脈動發口齒病第6		
		卷12　血溢發衄第7		
		卷12　手足陽明少陽脈動發喉痺嗌痛第8		
	周痺第27	卷10　陰受病發痺第1上	卷28　痺論篇	卷17 (疾病類68) 周痺, 衆痺之刺.
	口問第28	卷12　欠噦唏振寒噫嚏亸泣出太息善飢忘善飢第1	卷27　十二邪篇	卷18 (疾病類79) 口問十二邪之刺.
第11卷	師傳第29	卷1　五藏六府陰陽表裏第3	卷2　順養篇	卷12 (論治類2) 為治之道, 順而已矣.
		卷6　逆順病本末方宜形志大論第2		卷4 (藏象類29) 身形候藏府.

卷	篇	甲乙經	黃帝內經太素	類　　經
第 11	決氣第30	卷 1　陰陽清濁津氣血脈第12	卷 2　六氣篇	卷 4（藏象類25）精氣津液血脈脫則爲病.
	腸胃第31	卷 2　骨度腸胃所受第7	卷13　腸度篇	卷 4（藏象類26）腸胃大小之數.
	平人絕谷第32	卷 2　骨度腸胃所受第7	卷13　腸度篇	卷 4（藏象類27）平人絕穀七日而死.
卷	海論第33	卷 1　四海論第8	卷 5　四海合篇	卷 9（經絡類32）人之四海
	五亂第34	卷 6　陰陽清濁治逆亂大論第4	卷12　營衛氣行篇	卷20（針刺類27）五亂之刺.
	脹論第35	卷 8　五藏六府脹第3	卷29　脹論篇	卷16（疾病類6）藏府諸脹.
	津液五別第36	卷 1　津液五別第13	卷29　津液篇	卷16（疾病類58）五癃津液別.
	五閱五使第37	卷 1　五藏六府官第4		卷 6（脈色類31）五官五閱.
第 12 卷	逆順肥瘦第38	卷 2　奇經八脈第2 卷 5　針道自然逆順第6	卷10　衝脈篇 卷22　刺法篇	卷20（針刺類20）肥瘦嬰壯逆順之刺.
	血絡論第39	卷 1　奇邪血絡第14	卷23　量繆刺篇	卷20（針刺類21）血絡之刺, 其應有異.
	陰陽清濁精氣津液血脈第40	卷 1　陰陽清濁精氣津液血脈第12	卷12　營衛氣行篇	卷 4（藏象類19）血氣陰陽清濁.
第 13 卷	陰陽系日月第41	卷 5　針灸禁忌第1上	卷 5　陰陽合篇	卷 9（經絡類34）手足陰陽系日月.
卷	病傳第42	卷 6　五藏傳病大論第10		卷18（疾病類94·1）病傳死期.

卷 篇	甲乙經	黃帝內經太素	類經
淫邪發夢第43	卷6 淫邪發夢內生夢大論第8		卷18 (疾病類85·1) 夢寐.
卷13 順氣一日分爲四時第44	卷1 五藏變腧第2 卷5 針灸禁忌第1上 卷6 內外形診老壯肥瘦病旦慧夜甚大論第6	卷11 變輸篇	卷14 (疾病類23) 病氣一日分四時. 卷20 (針刺類17) 五變五輸，刺應五時.
外揣第45	卷5 針道外揣縱舍第7	卷19 知要道	卷19 (針刺類12) 內外揣
五變第46	卷8 五藏傳病發寒熱第1上 卷8 經絡受病入腸胃五藏積發伏梁息賁肥氣痞氣奔豚第2 卷10 陰受病發痹第1上 卷10 陽受病發風第2上 卷11 五氣溢發消渴黄癉第6		卷17 (疾病類76) 風邪五變.
卷14 本藏第47	卷1 五藏大小六府應候第5	卷6 五藏命分篇 卷6 藏府應候篇	卷4 (藏象類28) 本藏二十五變.
禁服第48	卷4 經脈第1上	卷14 人迎脈口診篇	卷20 (針刺類29) 約方關格之刺.

卷	篇	甲　乙　經	黃帝內經太素	類　　　經
第15卷	五色第49	卷1 五藏大小六府應候第5 卷1 五色第15 卷4 經脈第1上	卷14 人迎脈口診篇	卷6 (脈色類32) 色藏部位，脈病易難.
	論勇第50	卷6 四時賊風邪氣大論第5		卷4 (藏象類21) 堅弱勇怯受病忍痛不同.
	背腧第51	卷3 背自第一椎兩傍俠脊各一寸五分下至節凡四十一穴第8	卷11 氣穴篇	卷7 (經絡類11·1) 五藏背輸.
	衛氣第52	卷2 十二經標本第4	卷10 經脈標本篇	卷7 (經絡類12) 諸經標本氣街.
第16卷	論痛第53	卷6 壽天形診病候耐痛不耐痛大論第11		卷4 (藏象類22) 耐痛耐毒強弱不同.
	天年第54	卷6 形氣盛衰大論第12	卷2 壽限篇	卷3 (藏象類14) 天年常度.
	逆順第55	卷5 針灸禁忌第1上	卷23 量順刺篇	卷22 (針刺類57) 刺有大約，須明逆順.
	五味第56	卷6 五味所宜五藏生病大論第9	卷2 調食篇	卷11 (氣味類2) 五穀五味，其走，其宜，其禁.
第17卷	水脹第57	卷8 水膚脹鼓脹腸覃石瘕第4	卷29 脹論篇	卷16 (疾病類57) 水脹，膚脹，鼓脹，腸覃，石瘕，石水.
	賊風第58	卷6 四時賊風邪氣大論第5	卷28 諸風雜論篇	卷15 (疾病類33) 賊風鬼神.

卷	篇	甲乙經	黃帝內經太素	類　經
	衛氣失常第59	卷6 內外形診老壯肥瘦病旦慧夜甚大論第6　卷9 肝受病及衛氣留積發胸脇滿痛第4		卷20（針刺類26）衛氣失常，皮肉氣血筋骨之刺.　卷4（藏象類18）老壯少小脂膏肉瘦之別.
17卷	玉版第60	卷4 經脈第1下　卷5 針灸禁忌第1下　卷11 寒氣客於經絡之中發癰疽風成發厲浸淫第9下	卷23 癰疽逆順刺	卷22（針刺類61·1）勿迎五里，能殺生人.　卷18（疾病類89）癰疽五逆.　卷18（疾病類92）五逆緩急.　卷22（針刺類61·2）勿迎五里，能殺生人.
	五禁第61	卷4 經脈第1下　卷5 針灸禁忌第1下		卷22（針刺類58）五禁，五奪，五過，五逆，九宜.
18卷	動輸第62	卷2 十二經脈絡脈支別第1下	卷9 脈行同異篇	卷8（經絡類13）三經獨動.
	五味論第63	卷6 五味所宜五藏生病大論第9	卷2 調食篇	卷11（氣味類3）五味之走，各有所病.
	陰陽二十五人第64	卷1 陰陽二十五人形性血氣不同第16		卷4（藏象類31）陰陽二十五人.
19卷	五音五味第65	卷1 陰陽二十五人形性血氣不同第16　卷2 奇經八脈第2	卷10 任脈篇　卷19 知形志所宜篇	卷4（藏象類32）五音五味分配藏府.　卷3（藏象類17）婦人無須，氣血多少.
	百病始生第66	卷8 經絡受病入腸胃五藏積發伏梁息賁肥	卷27 邪傳篇	卷13（疾病類2）百病始生，分爲三部.

卷	篇	甲乙經	黃帝內經太素	類經
第19卷	行針第67	氣搐氣莽腍第2 卷1 陰陽二十五人形性血氣不同第16	卷23 量氣刺篇	卷20（針刺類22）行針血氣六不同.
	上膈第68	卷11 邪氣聚於下脘發內癰第8	卷26 蟲癰篇	卷22（針刺類48）上膈下膈由癰之刺.
	憂恚無言第69	卷12 寒氣客於厭發瘖不能言第2		卷21（針刺類45）卒然失音之刺.
	寒熱第70	卷8 五藏傳病發寒熱第1上	卷26 寒熱瘰癧篇	卷18（疾病類90）瘰癧.
第20卷	邪客第71	卷3 手太陰及臂凡二十六穴第24 卷3 手厥陰心主及臂凡二十六穴第25 卷3 手少陰及臂凡二十六穴第26 卷5 針道外揣縱舍第7 卷10 八虛受病發拘攣第3 卷12 目不得眠不得視及多臥臥不安及喜欠肉苛諸息有音及喘第3	卷5 □□篇 卷9 脈行同異篇 卷12 營衛氣行篇 卷22 刺法篇	卷18（疾病類83·1）不臥, 多臥. 卷3（藏象類16）人身應天地. 卷20（針刺類23）持針縱舍屈折, 少陰無腧. 卷14（疾病類15）八虛候五藏.
	通天第72	卷1 陰陽二十五人形性血氣不同第16		卷4（藏象類30）人有陰陽, 治分五態.

卷	篇	甲乙經	黃帝內經太素	類　　經
	官能第73	卷5 針道第4	卷19 知官能篇	卷19（針刺類10）九針推論. 卷19（針刺類11）官能.
	論疾診尺第74	卷4 病形脈診第2上 卷9 邪在肺五藏六府受病發咳逆上氣第3 卷11 足太陰脈病發溏泄下痢第5 卷11 五氣溢發消渴黃癉第6 卷12 足太陽陽明手少陽脈動發目病第4 卷12 婦人雜病第10 卷12 小兒雜病第11	卷14 人迎脈口診篇 卷15 尺診篇 卷16 雜診篇 卷17 □□篇 卷30 四時之變篇	卷5（脈色類18）診尺論疾. 卷6（脈色類33）色脈諸診.
第21卷	刺節真邪第75	卷5 九針九變十二節五刺五邪第2 卷7 六經受病發傷寒熱病第1上 卷7 足陽明脈病發熱狂走第2 卷7 陰衰發熱厥陽衰發寒厥第3 卷9 邪在肺五藏六府受病發咳逆上氣第3 卷9 足厥陰脈動喜怒不	卷22 五節刺篇 卷22 五邪刺篇 卷29 三氣篇	卷21（針刺類33）刺有五節. 卷21（針刺類34）五邪之刺. 卷21（針刺類35）解結推引. 卷13（疾病類 4）邪變無窮.

卷	篇	甲乙經	黃帝內經太素	類經
第21卷		卷10 時發癲疝六溢癃第11 卷10 陰受病發痹第1下 卷10 陽受病發風第2下 卷11 寒氣客於經絡之中發癰疽風成癘浸淫第9下 卷12 手太陽少陽脈動發耳病第5		
第22卷	衛氣行第76	卷1 氣息周身五十營四時日分漏刻第9	卷12 衛五十周篇	卷8（經絡類25）衛氣運行之次.
	九宮八風第77	卷6 八正八虛八風大論第1	卷28 九宮八風篇	卷27（運氣類35）九宮八風.
第23卷	九針論第78	卷1 精神五藏論第1 卷5 九針九變十二節第2 卷6 刺五邪第2 卷6 逆順病本末方宜形志大論第2 卷11 動作失度內外傷發崩中瘀血嘔血唾血第7 卷11 寒氣客於經絡之中發癰疽風成癘浸淫第9下	卷2 順養篇 卷2 調食篇 卷19 知形志所宜篇 卷21 九針所象 卷27 邪傳	卷19（針刺類2·2）九針. 卷9（經絡類35）身形應九野、天忌.

卷 篇	甲 乙 經	黃帝內經太素	類 經
卷第23 歲露論第79	卷6 八正八虛八風大論第1 卷7 陰陽相移發三瘧第5	卷25 瘧解篇 卷28 三虛三實篇 卷28 八正風候篇	卷16 (疾病類49) 又論瘧. 卷27 (運氣類36) 賊風邪氣乘虛傷人.
卷第24 大惑論第80	卷12 欠噦唏振寒噫嚏軃泣出太息羨下耳鳴嚙舌善忘善飢第1 卷12 目不得眠不得視及多臥臥不安不得偃臥肉苛諸息有音及喘第3 卷12 足太陽陽明手少陽脈動發目病第4	卷27 七邪篇	卷18 (疾病類81) 神亂則惑, 善忘, 飢不嗜食. 卷18 (疾病類83·2) 不臥, 多臥.
卷 癰疽第81	卷11 寒氣客於經絡之中發癰疽風成屬浸淫第9上 卷11 寒氣客於經絡之中發癰疽風成屬浸淫第9下	卷26 癰疽篇	卷18 (疾病類86) 癰疽.

表 3. 素問遺篇

篇	起　　　　止	類　　　　經
刺法論第72	昇降不前—令出密語 昇降之刺—預可平病 剛柔二干—而統之也 余聞五疫之至—無疫斬也 人虛即神遊失守位—命曰歸宗	卷28 (運氣類37) 昇降不前, 須窮刺法. 卷28 (論治類39) 司天不遷正不退位之刺. 卷28 (運氣類41) 剛柔失守三年化疫之刺. 卷12 (運氣類20) 避療五疫. 卷28 (運氣類43) 十二藏神失守位, 邪鬼外幹之刺.
本病論第73	天元九室—蒸涊間作 昇降不前—失時之化也 余聞天地—可寒之泄也 人氣不足—失神者亡	卷28 (運氣類38) 昇降不前篇變民病之異. 卷28 (運氣類40) 不遷正退位變民病變民病之異. 卷28 (運氣類42) 剛柔失守之義. 卷28 (運氣類44) 神失守位, 邪鬼外幹之義.

역 자 주 (일본어판)

1) 劉歆의 『七略』과 班固의 『漢書』 藝文志에 대하여 약간의 해설을 덧붙여
   둔다. 중국에서는 이른바 目錄學이 대단히 발달했다. 目錄學이란 어느 시
   대에 어떤 책이 저작되었고 어떠한 학술이 유행했는가를 전해주는 일종
   의 學術史이다. 그 효시는 前漢末의 劉向 · 劉歆 부자가 저작한 『別錄』,
   『七略』인데 모두 소실되어 현존하지 않는다. 기원전 26년(河平 3년)에 이
   미 흩어져 없어져버린 서적을 민간에서 구하고 채집하여 劉向이 중심이
   되어 각 책의 잘못된 곳을 정정했다. 이 때에 각 책의 대의를 분명히 하여
   편찬된 것이 『別錄』으로, 최초의 문헌해제집이다. 그 후 劉歆이 그 책들
   을 분류, 배열하고 학술의 원류를 파헤쳐 『七略』을 저작하여 부친의 사
   업을 완성시켰다. 그 명칭에 나타나 있는 바와 같이 그는 학술을 7개의
   분야로 계통적으로 분류했는데, 의서는 그 중에서 方技略 第7에 수록되어
   있다. 方技란 方術技藝라는 뜻으로 의술과 신선의 종류를 말하며 醫經 ·
   經方 · 房中 · 神仙의 4종으로 이루어져 있다. 劉向 · 劉歆에 몰두해 있던
   後漢의 班固는 『漢書』를 편찬할 때 이 『七略』을 답습하여 『藝文志』를 저
   작함으로써 이후 목록학의 시조가 됐다. 더우기 醫經에 속하는 『黃帝內
   經』은 方技略 중의 여러 책중에서 유일하게 현존하는 고전이다. 그러나
   통설처럼 이 책이 후에 『素問』과 『靈樞』로 나누어져 전해져 왔는가 아닌
   가에 대해서는 의문의 여지가 있다(역자는 이 통설에 의문을 품고 있는
   데 상세한 것은 졸고 「黃帝와 의학─『黃帝內經』의 성립과정에 관해서」
   [『日本醫史學雜志』 26卷 4號, 1980]를 참조).
2) 司馬遷이 전하는 바에 의하면, 醫聖 扁鵲은 渤海郡의 鄭이라는 사람으로
   성은 秦, 이름은 越人이었다. 젊었을 때 객사의 장으로 일하고 있었는데
   그곳을 종종 방문했던 長桑君이란 隱者로부터 남다른 재주를 인정받아
   얻게 된 비약을 먹고 靈眼을 열었으며, 禁方의 書(비전의 의서)를 받아
   의사가 되었다. 각지를 전전하고 편력하면서 의술을 베풀어 널리 명성을
   떨쳤으나, 秦의 大醫 令李醯의 심한 질투로 인해 살해되었다. 『史記』에는
   扁鵲의 治驗의 기록에 대한 세가지의 예가 나타나 있다.
3) 『史記』 列傳 중에 기록되어 있는 또 한 사람의 명의인 倉公은 扁鵲에 비
   하여 보다 리얼하게 그 행적이 전해지고 있다. 倉公은 통칭이고 이름은
   淳于意이다. 山東省 齊의 臨菑 출신으로 곡창의 장관(大倉長)으로 일하

고 있었다. 젊었을 때부터 의술을 좋아해서 처음에는 公孫光이라는 사람으로부터 배우다가 高后 8년(기원전 180년)에 스승의 권유로 陽慶의 제자로 들어갔다. 당시 70여세였던 陽慶은 淳于意의 재능을 인정하여 과거에 공부한 醫方을 모두 버리게 하고 비전의 의서를 주었다. 3년간의 연구 끝에 깊은 뜻을 터득한 淳于意는 의사가 되어 각지를 편력했다. 그러나 사람에 따라서는 의술을 베푸는 것을 거부하는 때도 있었는데, 이로 인해 어떤 사람의 고소로 벌을 받아 체포되어 長安으로 송치되게 되었다가 末娘의 탄원에 의하여 사면되었다고 한다.『史記』에 실린, 진료카드형식으로 쓰어 있는 淳于意의 수많은 治驗例는 고대 의학의 상태를 아는 데에 귀중한 자료가 되고 있다.

4) 數術略이란 天文이나 曆法, 그리고 卜筮에 관한 분야를 말하는 것으로 天文 · 曆譜 · 陰陽 · 五行 · 蓍龜 · 雜占 · 形法의 6종으로 이루어져 있다.

5) 鄒衍은 맹자보다 조금 늦은 전국시대의 사상가이다. 騶衍이라고 쓰는 경우도 있다. 山東省 齊의 출신으로서 제자백가 중에서는 陰陽家의 대표로 알려져 있다. 그는 五德終始說이라고 불리우는 독특한 五行論을 주창했다. 즉, 역사의 추이를 木火土金水의 五行의 消長에 의하여 설명하고 장래를 예견하려고 했다. 또 중국이 九州로 구분된다고 하는 지리설도 주창하는 등 많은 기괴한 말을 했기 때문에 「談天衍(떠버리 衍)」이라는 별명으로 불려지기도 했다. 그러나 그의 설은 齊 · 燕 · 趙 등에서 중요시되었고 神仙說 발생의 토양이 되었다.

6)『黃帝內經太素』를 편찬하고 주석을 단 것으로 알려진 楊上善에 대해서는 상세한 것은 잘 모른다. 隋代의 사람이었다고 알려져 왔지만 이미 石原明氏가 지적한 바와 같이 (「內經의 眞本, 國寶『黃帝內經太素』에 관한 書誌學的 考察」,『漢方의 임상』 3卷 9 · 10 · 11(합병)호, 1956), 唐 초기의 사람으로 보아야 할 것이다. 그는 唐 초기의 고종年間(649~683)에 임금의 명을 받아『太素』와『黃帝內經明堂』(고대의 經穴書)을 편찬 (『明堂』은 새로이 구성)하여 주석을 덧붙였다.『太素』는『素問』,『靈樞』의 別傳의 교과서이며, 그 寫本(平安시대의 것)이 우리나라에서만 전해와 현존하는 『黃帝內經』의 가장 오래된 교과서로 되어 있다(東洋醫學硏究會刊,『東洋醫學善本叢書』, 1981, 第1~3卷에 영인되어 실려 있다). 楊上善의 注는 현존하는 가장 오래된『黃帝內經』에 대한 주석으로서 귀중하며, 王氷의 注와는 상당히 취향을 달리하고 있다. 杜光庭이라고 하는 唐 말기의 도사가 쓴『道德經廣聖義』라는 책에는 楊上善이『老子』의 主釋書인『道德集註眞言』20권을 저작했다고 쓰어 있으며,『太素』注에도 老子의 말이

인용되고 있는 것을 볼 때, 그는 도가사상에 어느 정도 경도되어 있었던 것 같다.

7) 王氷이 『素問』을 편찬하고 주를 붙인 것은 自序에 의하면 寶應 원년(762년)이라고 하기 때문에 唐代 중엽의 사람이다. 인물이나 전기에 대해서는 불명확한 점이 많다. 自序에 의하면 젊은 시절부터 도술(도교)에 탁월해서 양생을 즐겼다고 한다. 注釋에 道家·道教的인 말이 간혹 보이는 것은 그때문이다. 또 〈新校正〉에 인용한 『唐人物誌』에 의하면 그는 唐朝에 「太僕令」이라는 벼슬에 등용되었고 80세까지 살았던 것 같다. 『素問』을 편찬할 때에 그는 오랜 동안 소실되어 왔던 1卷을 당시 사사받고 있던 郭氏(玄珠先生)의 스승이 되는 張公(未詳)의 舊藏으로부터 얻어 보충했다. 즉, 〈運氣七篇〉이 그것이다.

8) 皇甫謐은 後漢 말의 建安 20년(215년)에 출생하여 晋의 太康 3년(282년)에 68세로 사망했다. 어릴 때의 이름은 静, 字는 士安, 號는 玄晏이다. 六朝시대의 저명한 학자·隱士의 한 사람으로서 『晋書』 列傳 중에 전기가 나온다. 20세가 지나 면학에 아주 열중하여 諸家의 고전에 널리 통하여 많은 저작을 남겼고, 욕심이 없으면서 담백한 그의 인격은 많은 존경을 받았다. 晋의 武帝시대(265~290)에 여러번 士官으로 와달라는 청을 받았으나 隱逸의 뜻이 깊어 한 번도 응하지 않았다고 한다. 저서는 고명한 『帝王世紀』로부터 시작하여 『高士傳』, 『逸士傳』, 『列女傳』, 『年曆』, 『玄晏春秋』, 등 다수가 있다. 또 그의 생애는 병고와의 투쟁이기도 했다. 장기간 風痺를 앓았고 寒食散이라 하는 약물을 잘못 복용하여 중독증상으로 고통을 받았던 일도 있었다. 그래서 의학을 연구하여 『素問』, 『靈樞』, 『明堂』의 세 책을 항목별로 재편성하여 『甲乙經』을 만들었다고 서문에 기록되어 있다. 다른 의서도 많이 저작한 것 같으나 『甲乙經』 이외에는 전해지지 않는다.

9) 〈新校正〉 注란 北宋의 治世(1022~1063)를 중심으로 행하여진, 칙령에 의한 대규모의 의서 校勘事業 때에 林億 등의 신하들에 의하여 붙여진 注를 말한다. 이 校勘事業이 의학사상에 미친 역할은 대단하며, 현재 우리들이 보는 『素問』, 『難經』, 『傷寒論』, 『金匱要略』, 『脈經』, 『甲乙經』, 『諸病源候論』, 『千金要方』 『外台秘要方』이라는 주요한 의학서적은 그 대부분이 北宋에서 펴낸 원전에 기초해 있다. 『素問』의 校勘은 전후 세 번에 걸쳐 행해졌으나 현존하는 것은 마지막 때인 嘉祐年間(1056~63)의 校勘本에 기초한 것이다. 그런데 宋本 『素問』은 전해지지 못하고 현재 일반에 유포되어 있는 것은 明代에 顧從德이 모방하여 펴낸 것(顧本)이다.

10) 후술되어 있는 바와 같이 『針經』은 일단 소실되었지만 南宋에 와서 고려로부터의 獻本이 있어서 그것에 의하여 완본을 얻을 수 있게 되었다.

11) 劉溫舒는 11세기 宋代의 의술가이다. 행적에 대해서는 상세하지 않으나 朝散郎太 醫學司業 등의 직에 종사했었다. 五運六氣說과 醫學理論을 융합하여 『素問論奥』, 『運氣全書』, 『素問入式運氣論奥』 등을 저작했다.

12) 『難經集注』 5卷(『王翰林集注八十一難經』)은 현존하는 가장 최초의 『難經』의 集注本으로, 삼국시대의 呂廣, 唐의 楊玄操, 宋의 丁德用·虞庶·楊康候의 注를 골라내어 편집한 것이다. 校勘을 담당한 사람들의 이름으로는 王九思·王鼎象·石友諒·王惟一 등의 이름이 보인다. 이 책의 성립시기는 불분명하지만 岡西爲人은 南宋의 書賈가 편찬했다고 추정하고 있다. 본문에서 말하는 虞氏란 虞庶를 말한다. 北宋의 의술가로서 四川省 仁壽출신이다. 儒를 버리고 醫를 배워 治平年間(1064~67)에 『注難經』 5卷을 저작했으나 이 책은 현존하지 않는다.

13) 江戶시대 후기의 고증학파의 거두인 多紀元簡(1755~1810)의 장자이다. 元簡은 강호 醫學館(원래는 多紀家의 글방『躋壽館』)에 사숙하여 고증학파의 융성을 불러일으켰으며 『素問識』, 『靈樞識』, 『傷寒論輯義』 등의 많은 저작을 남겼다. 元胤(1789~1827)도 부친의 학풍을 이어받아 대작 『醫籍考』 80권을 남겼다. 그 외에 『難經疏證』이라는 저작이 있다. 元簡·元胤 등 고증학파의 업적은 중국에서도 대단히 높이 평가되고 있다.

14) 『素問』에 최초로 注를 단 全元起는 『宋書』 藝文志에는 「隋人」이라 기록되어 있으나, 『古今醫統大全』 歷世聖賢名醫姓氏에는 「醫로써 晉을 울린다」라고 씌어 있다. 그것에 대하여 多紀元胤은 결정적이라고 할 수 있는 자료(『南史』 王僧孺傳의 기록)를 제시하여 全元起는 齊·梁 사이의 인물로 단정했다(『醫籍考』 卷3). 全元起注 『素問』 9권과 현행 『素問』 24卷의 구성이 서로 다른 것에 대해서는 이 책의 第5篇 「重編全元起注本 『素問』의 목차」에 상술되어 있다.

15) 불교의 『大藏經』을 모방하여 저작된 도교의 경전집. 唐代의 玄宗 무렵부터 도교경전의 집성이 시작되어 元代에 이르러 『道藏』의 원형이 이루어졌다. 현존하는 『道藏』은 明의 英宗의 正統年間(1436~1449)에 완성된 『正統道藏』 5305卷이며 북경의 白雲觀(全眞敎의 본산)에는 정통본의 완본이 있다.

16) 역자는 이전에 森立之(幕末~明治 초기의 고증학파의 의술가)의 「八素說」이라는 흥미있는 설에서 힌트를 얻어, 원래 『素問』은 8권이지 않았나 하고 추정했다. 관심이 있는 분은 졸고 「森立之 『八素說』에 대하여—『素問』

의 권수를 둘러싼 의문」(『日本醫史學雜誌』 28卷 1號, 1982)을 참조할 것.

17) 현존하는 최고의 經穴書 『明堂孔穴針灸治要』. 이 책은 현존하지 않으나 『甲乙經』만이 아니라 『千金要方』, 『千金翼方』, 『外台秘要方』, 『醫心方』 등에 인용되고 있기 때문에 그 전체 내용을 미루어 알 수 있다. 또 唐 초기에 楊上善이 편찬하고 주를 붙인 『黃帝內經明堂(類成)』의 平安시대 사본 중 1권만이 『太素』와 마찬가지로 京都의 仁和寺에 소장되어 있다 (東洋醫學硏究會刊 『東洋醫學善本叢書』 第3卷에 影印이 실려있다). 그리고 『明堂』에 대해서는 『現代東洋醫學』 5卷 1號(1984)에 역자의 해설이 있으므로 참조하기 바란다.

18) 漢代에는 두 번의 改曆이 행해졌는데, 첫번째는 前漢의 太初改曆이고 두 번째는 後漢의 元和改曆이다. 『史記』나 『漢書』의 張蒼傳에 의하면 漢 초기에는 秦의 曆을 계승하여 顓頊曆이 쓰이고 있었던 것 같다. 顓頊曆은 1년의 길이를 365와 4분의 1일로 한 「四分曆」에 속하며, 太初曆은 그 숫자가 定數이므로 「八十一分法」이라고 부른다. 이 두가지의 비교에 대해서는 藪內淸, 「漢代의 改曆과 그 사상적 배경」(『중국의 天文曆法』, 平凡社, 1975)에 상세하게 설명되어 있다.

19) 六節藏象論篇의 제1단이란 편 머리에서 「天地之運, 陰陽之化, 其於万物, 孰少孰多, 可得聞乎」까지의 부분을 가리킨다.

20) 「讖」이란 예언을 말하는 것이며 「緯」란 經(경서)에 대한 말이다. 孔子의 사상은 經書로서 전해져 왔으나 심오한 사상은 緯書에 기술되었다고 주장되어 각각의 經書에 대하여 신비한 내용의 緯書가 많이 저작되었다. 『易緯通卦驗』은 『易經』에 대한 緯書의 하나이다. 後漢시대에는 이 讖緯의 說이 매우 융성했었으나, 晉 이후로는 조정이 가끔 이를 금했기 때문에 緯書의 완본은 전해지지 않는다. 다른 용도로 인용된 단편을 집성한 것으로 『七緯』(淸의 趙在翰이 편찬함)가 있다.

21) 「焉逢」이란 歲星(목성)이 甲의 위치에 있는 것을 말한다. 「攝提格」이란 歲星이 寅의 위치에 있는 것을 말한다.

22) 『五行大義』는 秦 이전에서 隋에 이르기까지의 五行說을 수집하여 조직적으로 분류·정리한 책으로서 『舊唐書』 經籍志에 최초로 그 명칭이 나타난다. 중국에서는 宋代 이후로는 소실되었고 일본에서만 전해져 왔다. 저자인 蕭吉(字는 文林)이 태어난 해는 분명치 않지만 『隋書』와 『北史』의 藝術傳에 의하면 梁의 武帝의 治世 때(502~549)에 梁나라에서 출생했다. 유년기를 행복하게 보냈으나 얼마되지 않아 梁의 멸망으로 西魏로 도피한 후에 北周에서 등용되었다. 隋가 천하통일을 이룩한 후에는 文帝·

煬帝에 의해 등용되어 현직에 종사하던 중 사망했다. 사망연도도 분명치
않다. 「陰陽算術」에 가장 정통한 그의 저서로는 『五行大義』 외에 『金海』,
『相經要錄』, 『宅經』, 『葬書』, 『樂譜』, 『帝王養生方』 등이 있었다고 한다
(모두 다 소실됨).

23) 『易緯乾鑿度』는 『易經』에 대한 緯書의 하나이다. 漢代의 저작으로 추정
된다. 이 책의 卷下에 「太一은 그 數를 취하고 이로써 九宮을 순행한다.
四正四維, 皆 十五에 합한다.……」라고 씌어 있다. 太一이란 북극성의 神
이름으로 陰陽의 氣를 지배한다. 九宮이란 중앙(太一이 기거하는 宮)과
四正四維(八卦神이 기거하는 宮)를 합한 9개의 궁전을 말한다. 「太一行
宮」이란 太一이 九宮을 순서대로 八卦와 중앙을 순행한다는 것을 설명
한 것으로, 『易緯乾鑿度』에 그 이유가 설명되어 있다. 상세한 것은 鈴木由
次郎, 『漢易研究』(明德出版社, 1963), 159~164페이지를 참조하기 바란다).

24) 역주 13) 참조.

25) 저자는 『靈樞』가 北宋 때의 醫書校勘을 거친 것이라 보고 있는 것 같은데,
『素問』, 『脈經』, 『千金要方』 등의 교감에 『靈樞』가 이용되었던 것은 사
실이라 하더라도 『靈樞』 자체가 교감된 흔적은 없다. 岡西爲人 「宋代校勘
醫書의 種類」(『醫譚』 37號, 1959, 『中國醫書本草考』, 南大阪印刷센타, 1974)
를 참조하기 바란다.

26) 錢熙祚와 그의 校勘書에 대하여 역자는 상세히 알지 못하지만 현재로서
는 『素問』에 대해서는 郭靄春이 편찬한 『黃帝內經素問校注語譯』(天津科
學技術出版社, 1980)의 교감이 가장 상세하다. 그리고 일본의 注譯書로서
는 森立之의 『素問考注』 20卷(國立國會圖書館 소장), 澁江抽齋의 『靈樞
講義』(京大富士川 文庫 소장) 등에서 비교적 상세한 교감이 이루어져 있
다.

27) 3卷. 그 뒤에 明의 汪機가 續注를 붙여 1519(正德 14)년에 간행했다. 藏象·
經度·脈候·病能·攝生·論治·色診·針刺·陰陽·標本·運氣·滙萃
의 12류로 나누어서 『素問』의 중요한 내용을 선택하고 있다. 현재는 『汪
氏醫學叢書』에 실려 있다.

28) 山陰(현재의 浙江省 紹興) 출신으로 字는 景岳 또는 會卿이다. 嘉靖 42
(1563)년경에 출생하여 崇禎 13(1640)년에 사망했다. 13세 때부터 金夢
石을 따라 의학을 공부했다. 朱丹溪와 李東垣의 학설을 존중했으나 주로
眞陰元陽에 근거한 독자적인 견해를 나타냈다. 溫補劑를 상용하고 熟地
黃을 多用하여 「張熟地」라고도 불리웠다. 『類經』은 30여년을 거친 노작
이며 그 이외에 『景岳全書』가 있다.

29) 『資治通鑑』은 宋의 司馬光이 英宗의 命을 받아 19년에 걸쳐서 만든 편년체의 史書이다. 총 294권으로 기원전 403년에서 959년에 이르는 1362년에 대한 통사로서, 정사 이외의 자료와 고증이 풍부하게 포함되어 있다. 袁樞의 『通鑑紀事本末』 42권은 하나의 사실을 1篇으로 하여 『資治通鑑』을 분류한 것으로 「紀事本末體」의 효시로 일컬어진다.

30) 일반적으로 저자를 포함한 대부분의 사람들은 『黃帝內經』은 당시까지의 주술적인 의료와는 구분되는 합리적인 醫論으로 이루어져 있다고 생각하고 있으나 반드시 그러한 것은 아니며, 주술적인 의료의 흔적이나 주술적인 의료를 긍정한 말과 說도 상당히 포함되어 있다. 상세한 것은 졸저 「중국 고대의 주술과 의술」(『宗敎硏究』 249號, 1981)을 참조하기 바란다.

31) 『素問』疏五過論篇에서 말하는 첫째 과오란 「병상을 적확하게 파악하지 못하는 것」, 둘째는 「의학의 이론과 병치료의 방법을 숙달하지 못하고 있는 것」, 세째는 「환자의 일상에 있어서의 정신적 고뇌를 해결할 수 없는 것」이다. 또 徵四失論篇에서 말하는 세번째의 과실이란 「환자의 사회적 환경이나 일상의 생활상태, 또는 정신상태를 고려하지 않는 것」이며, 네번째는 「진찰에 임할 때 脈診에만 의존하고 문란한 생활태도나 독물을 섭취한 경위 등을 問診하지 않는 것」이다.

32) 『詩經』의 현재의 원전은 漢의 毛公이라고 하는 학자가 전한 것이라 하여 『毛詩』라 부른다. 『齊詩』는 『魯詩』, 『韓詩』와 함께 『毛詩』와는 별개의 원전인데 後漢 이후로는 자취를 감추어 전해지지 않는다.

33) 「輕水」와 다음의 「重水」란 담수와 염수를 가리키는 것이라고 생각되나 분명치는 않다. 여기서는 어쨌든 수질의 輕重이라 해석해 둔다.

34) 고대 중국과 서양의 갑상선종에 대해서는 大塚恭男氏의 論考가 있다. 「고대의학사에서의 갑상선종」(『日本醫史學雜誌』 14卷 1號, 1968).

35) 바다에 구멍이 뚫린 동으로 만든 항아리에 물을 넣고, 밑에는 흘러내리는 물을 받는 기구를 놓는다. 그 가운데에 눈금을 그은 화살을 세워 물이 떨어지는 횟수에 의하여 시간을 계산하려 한 것.

36) 明의 醫家. 浙江省 紹興의 사람으로 字는 玄台(또는 仲化)이다. 『素問』, 『靈樞』를 새로이 分卷하고 주해를 덧붙여 각 9권으로 편성했다.

37) 後漢 말의 학자(127~200). 山東省 출신으로 字는 康成이다. 馬融 등 당시의 대유학자에게 사사를 받고 귀향한 후로는 관직에 나아가는 것을 피하고 저술에 전력을 다했다. 경서만이 아니라 緯書에도 널리 訓詁注釋을

실행하여 漢代의 유학을 집대성했다.「六藝論」,「鄭志」,「駁五經異義」 등의 저작이 있다.

38) 清 말의 고증학자(1848~1908). 浙江 사람으로 字는 仲容이다.『周禮正義』 86권을 저작한 이외에『墨子閒詁』,『名原』,『札迻』등의 저서가 있으며 金文과 甲骨文의 해독에 능했다.

39) 주 31)을 참조.

40) 清代의 유명한 의술가(1693~1771). 江蘇省 사람으로 字는 靈胎이다.『明史』의 편찬에 참가했고 天文 · 水利에서 詩文에까지 능통했다. 의학은 젊을 때부터 배워 풍부한 경험을 갖고 있다.『醫學源流論』이외에도 저서는 많으며『難經經釋』,『神農本草經百種錄』,『醫貫砭』,『傷寒類方』등이 있다.

41) 히포크라테스「箴言」2章 22節에는 다음과 같은 말이 있다.「무릇 포만으로 인한 병은 배설해서 이를 치료하고, 배설로 인한 병은 포만으로 치료한다. 기타의 병에 있어서도 모두 이와 같이 반대로 작용시킨다」(今裕譯『히포크라테스 전집』에서).

42) 昭和 11년에 春陽堂에서 간행한『素問』.

43) "HUANG TI NEI CHING SU WÊN—The Yellow Emperor's Classic of Internal Medicine". 이 책은 대만의 南天書局에서 리프린트한 판이 나와 있어 비교적 입수가 용이하다.

44) 그 후『素問』『靈樞』의 영역 · 독역 등은 부분역, 전체역을 포함하여 적지 않게 출판되어 오늘날에는 꼭 저자가 말하는 것과 같은 상황은 아니다. 일본에 있어서도 小曾戶丈夫의 『意釋黃帝內經素問』(築地書館, 1971),『意釋黃帝內經靈樞』(築地書館, 1972), 柴崎保三의『黃帝內經素問靈樞新義解』(雄渾社, 1979)가 있으며, 부분역으로는『세계의 名著〈續1〉중국의 科學』(中央公論社, 1975)에 小栗 · 藪內의 현대어역이 수록되어 있다.

45) 清 말의 학자(1842~1917). 湖南省 長沙 출신으로 字는 益吾, 號는 葵園이다. 독창적인 업적보다는 집성자로서의 임무를 충실히하여『後漢書集解』,『莊子集解』,『荀子集解』등의〈集解〉이외에『漢書補注』를 저작하거나『皇清經解讀編』의 편찬에 손을 댔었다.

46) 趙簡子란 春秋시대의 晋의 趙鞅을 말한다. 簡은 그의 아호. 定公 때에 재상이 되었다. 扁鵲에게 병을 진단받은 사실이『史記』扁鵲傳에 실려 있다.

47)「洪範」이란 천하를 다스리는 大法을 말하는 것으로 箕子가 전한 것이라고 한다. 이 편이 성립된 것은 그리 오래 전 일이 아니며, 武內義雄氏에

의하면, 전국시대에 鄒衍의 五行說의 영향을 받은 사람이 殷의 武王과 箕
子로 假託한 것 같다.

48) 平聲이란 四聲의 하나로서 그외에 上聲·去聲·入聲이 있다(이들 3聲을
합하여 仄聲이라고 한다). 秦 이전의 시대는 불명확하지만 漢代에 와서는
이미 이 四聲이 갖추어졌다. 平聲은 고르고 오르거나 내려가지 않는 소리
인데 원래 淸音과, 濁音에서 변화한 淸聲 사이에 차이가 생겨 元代에 와
서 전자를 陰平(陰의 平聲), 후자를 陽平(陽의 平聲)이라 부르게 되었다.

49) 別名을 『存眞環中圖』라고 한다. 「存眞」이란 장부를, 「環中」이란 경락을
의미한다. 12세기의 초엽에 처형된 자의 유해를 해부한 그림을 楊介가 고
증해서 만든 것으로, 중국에서는 비교적 이른 시기의 인체해부도이나 『郡
齋讀書後志』 등에 이름이 보일 뿐이고 소실되고 말았다.

50) 賈公彦은 唐代의 儒者. 『周禮』의 鄭玄(譯注36)의 注(「古注」라고 부른다)
에 대하여 다시 주석(「疏」라고 부른다)을 가했다.

51) 『尙書』(『書經』)은 漢代에 있어서 今文과 古文이 따로 있어서 진위를 둘러
싼 논쟁이 있었다. 원래는 100편이었던 『尙書』는 秦代에 불에 타 없어졌
으나, 伏勝이라는 사람이 암송하여 학자에게 전한 것을 今文, 武帝 때에
공자의 옛 집의 벽에서 얻은 것을 古文(과두문자라는 특수한 글자체로
쓰여져 있었다)이라고 불렀다.

52) 梁의 阮孝緖가 편찬한 책 목록. 12권으로 이루어져 있으며 「佛法錄」을 七
錄의 하나로 덧붙이고 있는 점에 특색이 있는데 소실되어 오늘날에는 전
해지지 않는다.

53) 平安시대에 저술된 것으로 현존하는 일본의 책 중에서는 최초의 책목록
집.

54) 중국 의서에 관한 서지학의 태두인 岡西爲人의 대표적인 저작. 일본에서
는 간행되지 않았고, 昭和 33年에 北京人民衛生出版에서 나왔으며, 44년
에는 대만의 古亭書屋에서 다시 간행되었다. 중국 의서의 연구자에게는
필수적인 자료이다.

55) 6권. 1798년刊. 『傷寒論』을 기초로 하여 明·淸의 溫病學家의 說을 논급
한 의서. 권1~3은 「三焦溫病」에 대하여 서술하고 있다.

56) 종종 『三因方』이라고 불려진다. 18권. 1174년刊.

57) 別名을 『中西醫判』, 『中西醫解』, 『中西醫學入門』이라고도 한다. 2권. 1892
년刊. 『黃帝內經』 중의 의학이론을 20여 가지로 구분하고 주해하였으며
서양의학의 生理解剖圖說을 가미하고 있다.

58) 虞摶은 浙江省 義烏 출신으로 字는 天民이다. 朱丹溪의 학설을 중심으로

諸家의 說을 수용하여 1515년에 『醫學正傳』을 저작했다. 권1의 〈醫學或問〉은 51개조의 문답으로 이루어져 있다.

59) 張介賓의 만년의 저작. 金元醫家의 편협한 醫論을 고치기 위하여 저작되었다. 『醫林指月』 중에 수록되어 있다.

역자해설(일본어판)

『黃帝內經』이라고 널리 불리우는『素問』과『靈樞』두 책은 현존하는 중국의 가장 오래되고 체계적인 의서로서 그 이름이 높다.

치료방법으로는 침술이 주가 되어 있으나 거기에는 이후의 湯液療法을 포함한 중국의학의 독특한 생리·병리·진단·치료·양생 등의 원리·원칙이 나타나 있어 바로 중국 전통의학의 원전으로서의 역할을 다하고 있다.

『黃帝內經』은 최근에 와서 일본에서도 현대어에 의한 주석서와 번역서가 나오게 되었다. 그러나 전반적으로 해설서류는 전무한 상태이다. 중국 전통의학을 공부하는 사람들 사이에서『黃帝內經』의 입문서에 해당하는 해설서가 필요하다는 말이 있다는 것은 종종 듣고 있었다. 지금 번역하여 펴낸 龍伯堅의『黃帝內經槪論』은 그러한 요망에 어느 정도 답할 수 있을 것이다.

이 책은 1980년 9월에 상해과학기술출판사에서 간행되었다. 저자 龍伯堅씨는 오랫 동안 북경의 중국의학과학원의 교수로 일하면서 의학사를 전공한 학자이다. 湘雅의학원을 졸업한 이래로 서양의 의학·의학사를 전문적으로 연구해 왔으며, 조국의 전통의학에도 조예가 깊어 마침내『黃帝內經』을 다년간에 걸쳐서 연구했다. 이 책의 서문에도 있는 바와 같이 신중국의 성립 이후에는 세계의학사와의 비교를 염두에 두면서 중국의학을 연구해왔다고 한다. 여기에 龍씨의 독특한 시각이 있다.

3백만자에 달하는『黃帝內經集解』48卷(『素問集解』24권과『靈樞集解』24권)의 대저작은 가까운 시일 내에 간행될 수 있을 것 같다. 그러나 작년(1983년) 가을, 저자는 83세를 일기로 세상을 떠났다. 간행될 대저작을 목전에 두고 이루지 못했던 것은 대단히 유감스럽다.

『黃帝內經槪論』은 저자의 6편의 논문을 집대성한 것으로서 당초부터 개론서를 목적으로 하여 쓰기 시작했던 것은 아니다. 입문서격인 개론서로서는 전문적으로 천착한 내용도 적지 않으나, 〈內經醫學〉의 내용이 서지학적인 검토까지 포함하여 여러가지 각도에서 광범위하게 해설되고 검토가 이루어지고 있기 때문에「槪論」이라고 이름을 붙여도 결코 부자연스러운 것은 아닐 것이다. 이하에 이 책의 특색과 문제점들을 지적해 두고자 한다.

제1편 「『黃帝內經』의 초보적 연구」는 이 책의 7할 가까이를 차지하며 개론적인 체재를 가지고 있다. 그 중 약 3분의 1을 차지하는 제1~4章의 서지학적인 부분은 대단히 심혈을 기울여 씌어져 있으며, 저자의 학식의 깊이를 보여준다. 입문자에 있어서는 약간 지나칠 정도로 어려울 것이지만 『黃帝內經』을 연구할 경우 서지학적인 문제의 검토는 빠뜨릴 수가 없다.

　　『黃帝內經』의 명칭·권수·저작시대에 대해서는 예로부터 여러가지로 논의가 그치지 않은 것으로, 오늘에 와서도 정설이라고 할 수 있는 것이 없다. 저자는 각각의 문제에 대하여 구래의 여러 견해를 충분히 근거로 하면서 자신의 의견을 제시하고 있다. 예를 들면 『黃帝內經』의 명칭은 前漢 말기에 劉向이 여러 책를 교정할 때에 붙인 것이 아닌가라고 예상하고 있는 것 등은 탁견이라 말할 수 있다. 간결하고 체계적인 기술을 통하여 『素問』과 『靈樞』가 복잡한 내력을 거쳐 온 것임을 독자는 알 수 있다.

　　단지 서지학적인 해설로서는 『素問』, 『靈樞』의 여러 판본에 대해서 거의 언급하고 있지 않은 점에 불만이 남기는 한다. 그것에 대해서는 岡西爲人이 지은 『宋以前醫籍考』에 상세하게 나와 있으므로 관심이 있는 분은 우선 그 책을 보기 바란다.

　　『素問』, 『靈樞』가 저작된 시대에 대해서도 저자는 일정한 견해를 나타내고 있다. 『素問』의 저작시대를 3기로 나누어 전기가 秦 이전부터 漢初에 걸쳐 있다고 보고 있는 것은 타당한 것이다. 그러나 후기의 〈運氣七篇〉을 중심으로 한 부분을 後漢(2세기경)의 저작이라고 한 점은 확증을 결여하고 있다. 〈運氣七篇〉을 王氷의 僞作이라고 보는 사람도 있는데 그것이 설령 잘못이라 하더라도 後漢시대에 그와 같은 체계적인 運氣論이 형성되었다는 사실을 다른 자료에서 증명하기는 어렵다. 저자는 後漢시대에 성행했던 緯書와의 유사점을 지적하고 있으나 그것도 단편적인 것에 지나지 않는다. 〈運氣七篇〉의 성립시기에 대해서는 이후에 더욱 엄밀히 검토되어야 할 것이다.

　　제1편 제5장에서는 張介賓의 『類經』에 의거하여 〈內經醫學〉에 망라된 내용의 대략을 제시하고, 계속되는 제6장에서는 10절로 나누어 저자 나름대로의 내용파악을 명시하고 있다. 그 제1절과 제2절에서 〈內經醫

學〉에 있어서의 기본적인 사고방식을 유물·변증적이라고 하는 점에 나타나 있는 것은 실로 新中國의 학자다운 모습이다. 제3절 이하의 해부·생리·병리·진단·예방(양생)·치료·醫道에 대하여 논한 각론적인 부분은 간결하기는 하나 대단히 요령있게 정리가 되어 있으며, 한 번 읽어도 〈內經醫學〉의 성격과 특색을 파악할 수 있다.

제4절의 「生理學에 있어서의 성과」는 혈액순환설에 대하여 상세하게 설명되어 있고, 〈內經醫學〉에 있어서는 혈액순환이라고 하는 생리현상이 서양의학에 비하여 훨씬 옛시대에 발견되고 있었다는 점이 강조되고 있다. 그러나 저자와 같이 경락을 통하여 체내를 순환하는 氣血을 혈액과 똑같이 취급해버리는 데는 분명히 문제가 있을 것이다. 경락이 脈管系와 성격도 분포도 다르다는 것은 주지의 사실이며, 경락이란 일부 表在性의 혈관을 포함하고 있으나 총칭하여 해부적으로 인정되지는 않으며, 脈管系란 본질적으로 다른 기능계이다. 따라서 〈內經醫學〉에서 말하는 氣血도 혈액과 동일시할 수는 없다. 그런데 경락과 氣血은 혈관(주로 表在性의)이나 혈액을 포함한 것이라고 하는 기록도 분명히 있으며 양자가 전혀 별개의 존재라고 하는 것은 아니다. 저자는 경락과 혈관, 氣血과 혈액이 중시되고 있는 점에 착안하여 혈액순환설이라고 하는 시각에서 서양의학의 그것과 비교하고 있는 것이다.

제6장에서는 혈액순환설을 비롯하여 〈內經醫學〉의 내용을 서양의학과의 비교를 전제로 하여 파악하려고 하는 저자의 의도가 강하게 느껴진다. 제7절의 「鑑別診斷」에서는 여러가지의 「腹脹」을 현대의학의 병명으로부터 같은 것으로 규정하려고 시도하고 있는 것도 흥미롭다. 7장에서는 히포크라테스 의학과의 비교가 어느 정도 상세하게 이루어져 있다. 이와 같은 비교론적 고찰은 다른 곳에는 그 예를 발견할 수가 없는 이 책의 특색이라고 할 수 있다. 서양의학사의 연구자다운 저자의 면목이 드러나 보인다.

제1편의 결론에 해당하는 제8장에서 저자는 『黃帝內經』의 연구상황에 대하여 서술하고 있다. 종래의 세계의학사에 있어서 『黃帝內經』이 인정받지도 못하고, 있어야 할 위치에 있지도 못했던 점을 연구가 뒤떨어진 것에서 기인한다고 반성을 촉구하고, 조국 의학의 발전을 위하여 충분한 연구가 이루어져야 한다는 것을 역설하고 있다. 이 부분이 쓰여진 것은 1962년 이전의 일이다. 당시의 상황에 비하여 현재까지 20여년간에 걸친 『黃帝內經』에 대한 연구의 진전은 괄목할만하다. 역주에도 서술하였으나 일본어를 포함한 각종 외국어로 번역도 되어 있고 연구도 진

전되어 있다. 특히 중국 본토에 있어서의 연구에는 괄목할만한 것이 있다. 각지의 中醫學研究者가 『黃帝內經』의 교감·훈고·주해·현대어 번역에 열중하여 이미 많은 성과가 지금까지 上梓되었다. 龍伯堅씨의 희망이 하나하나 결실을 맺어 가고 있다고 할 것이다.

※

제2편 이하에서는 陰陽五行說과 三焦의 문제, 『黃帝內經』에 인용된 고대 의서, 그리고 『黃帝內經』의 원전에 대하여 고찰이 이루어지고 있다.

陰陽五行說을 논한 제2편은 五行說을 중심으로 풍부한 자료를 이용하면서 잘 정리되어 있다. 일본인으로서는 江戸시대 이래로 일부러 배제하여 대부분 돌아보려 하지도 않았던 五運六氣說에 대해서도 간단하기는 하나 해설되어 있다. 고대 중국에서 발생한 陰陽五行說의 객관적인 타당성을 확신하고 있는 현대인은 거의 없을 것이다. 저자도 陰陽五行說 자체를 그다지 높이 평가하지 않고 있다. 「철학적인 내용에 있어서 변증적 요소는 비교적 많으나 유물적 요소는 적고, 의학의 응용에 있어서 해석면에서의 힘은 강하나 지도면에서의 힘은 약하다」라고 파악하고 있다. 한편, 고대 중국의학에 있어서 이 이론체계가 세워진 것은 「당시의 큰 진보를 의미한다」라는 역사적인 평가를 내려 陰陽五行說을 전면적으로 배척하고 있지 않다. 확실히 陰陽五行說이 만들어짐으로써 여러가지 잡다한 의학 경험이 정리되어 어느 정도의 통일을 볼 수 있게 되었다. 陰陽五行說은 분명히 우리들의 인식방법과는 다르지만 그렇다고 해서 함부로 배척해야 할 것은 아닐 것이다. 중국과학사연구의 태두 J·니담 (J. Needham)은,

> 중국의 連想 사고 혹은 同格化 사고의 개념적 구조는 서구의 因果的 사고와 "決定"思考 내지는 立法的 사고와는 본질적으로 차이가 있었다. 그것이 17세기의 이론과학을 만들어 내지 않았다고 해서 그것을 원시적이라고 부르는 것은 옳지 않다(『중국의 과학과 문명』vol.2, 思索社, 1974).

라고 말하고 있다. 陰陽五行說을 역사적으로 어떻게 평가하는가는 앞으로의 문제라고 해야 할 것이지만 이 책은 그 점에 관해서도 한가지의 견해를 제시해주었다.

제3편의 「『黃帝內經』에 인용되어 있는 고대 의서의 고찰」은 제1편 제

2장에서도 부분적으로 행해지고 있으나 제3편에서는 더욱 상세한 고찰이 이루어지고 있다. 『黃帝內經』이전의 고대 의서에 대한 이와 같은 고찰은 寡聞한 역자는 알 수가 없다.

제4편은 『黃帝內經』의 내용을 전하는 다른 3종의 원전(『甲乙經』, 『太素』, 『類經』)의 구성을 현행의 『素問』, 『靈樞』와 치밀하게 비교한 것으로 對經表는 상당한 분량이다. 『黃帝內經』의 원전을 연구하거나 楊上善과 張介賓의 주석을 검토할 때에 이 對經表는 대단한 도움이 된다. 다만 『太素』에 대해서는 최근 영인 출판된 仁和寺에 소장된 진본(『東洋醫學善本叢書』, 동양의학연구회, 1982)이 사용되지 않았기 때문에 부족한 점과 오류가 있어 그 점은 역자의 방식으로 보충해 두었다.

제5편은 존재는 알려져 있으나 전해지지 않은 가장 오래된 『素問』의 주석서인 全元起注 『素問』의 목차를 상세하게 재현한 것이다. 저자도 말하고 있는 바와 같이 지금까지도 林億 등의 〈新校正〉의 기록에서 〈全元起本〉의 구성을 재현한 것은 있으나, 이 책은 그 어느것보다도 상세하다. 이것도 제4편과 마찬가지로 연구자에게는 자료로서의 가치가 높다.

마지막의 제6편에서는 종래에 종종 논의의 대상이 되어온 「三焦」에 대한 저자의 견해가 서술되어 있다. 짧은 논문이기는 하나 내용은 그 깊이가 매우 깊다. 역대의 의술가의 해석에서는 虞搏과 張介賓(초기의)을 근거로 하여 2천년 이전의 옛날에도 體腔(胸腔과 腹腔)과 자율신경적 기능의 존재를 알고 있었다는 점이 「三焦」의 해석 내용에서 발견되고 있다.

※

역자가 이 책의 존재를 알게 된 것은 지금부터 약 3년 전 北里研究所 附屬 東洋醫學總合研究所 醫史學研究室의 畏友 小曾戸洋씨를 통해서이다. 『黃帝內經』의 연구자의 한 사람으로서 이 책의 내용에 논증부족과 의문을 느끼는 곳이 있었으나 배운 것도 적지 않았다. 게다가 서양의학사와의 비교라는 관점에서 〈內經醫學〉을 이해하려고 하는 점에서는 참신함을 느꼈다.

처음에는 내 자신의 공부의 한 방편으로 번역을 시작했으나 동양학술출판사로부터 출판의 권유가 있어 일시 중단했던 것을 작년말에서 금년 봄에 걸쳐서 본격적으로 번역을 끝냈다. 매우 졸렬한 번역문으로 내심 부끄럽기는 하나 우리나라에 있어서 금후의 『黃帝內經』 연구에 있어서 이 번역이 무엇인가 보탬이 된다면 더할 것 없는 기쁨이다.

마지막으로 이 책을 소개해 주시고 여러가지로 주선해주신 小曾戶洋 씨, 번역을 도와주신 北里硏究所附屬 東洋醫學總合硏究所 부소장 大塚 恭南 선생, 同연구소의 眞柳誠씨, 學校法人·後藤學園中國室 실장 兵頭 明씨, 그리고 출판의 기회를 만들어주신 東洋學術出版社의 山本勝曠씨 에게 이 자리를 빌어 감사를 드립니다.

1984년 11월 1일

譯 者

역자후기

지금까지 동양의학의 고전인『黃帝內經』에 대한 본격적인 연구나 소개작업은 거의 이루어지지 않은 관계로 여기저기서 그에 대한 편린은 다소 찾아볼 수 있었으나 그 전체적인 모습이나 실제 내용에 대해서는 깊이있게 살펴보는 것이 불가능했다. 그러던 차에 이 책을 손에 넣게 되어 아주 흥미있게 읽었다. 당초에 이 책을 번역하여 출간할 의도는 없었고 단지 나 혼자만 읽고 그칠 것이 아니라 주위 사람들에게도 일독을 권하기 위해서 읽기 쉽게 원문에 토를 달아 돌렸던 것인데 우리나라에『黃帝內經』에 대한 소개나 연구작업이 미미한 상황에서 後學들도 널리 섭렵할 수 있도록 현대어로 완전한 번역을 하는 것이 좋겠다는 권유가 있어 출판을 하게 되었다.

원래 이 책은 문자 그대로 개론서로서『黃帝內經』이라는 책에 대한 해제 및 그 내용의 개략을 살펴보는 것이 그 목적이다. 그런데 저자는 이 내용을 개략을 살펴보는 중에 한의학의 특징을 아주 쉽고 재미있게 정리해놓고 있다. 특히 한의학의 발생초기 내지는 발전 초기에 어떻게 한의학이라는 인식체계가 완성되어 가는가에 대한 기술은 우리에게 많은 시사를 던져준다. 그 중에서도 한의학의 과학성에 대한 언급은 특기할 만하다.

인간을 자연에 대한 정복자 내지는 그 이용자로서만 파악하려는, 즉 인간을 자연에 대한 대립물로서만 파악하려는 것이 아니라 인간을 철저히 자연의 일부로서 파악하려는 동양철학을 그 바탕에 깔고 있는 한의학은 자연과 세계의 발전에 대한 과학적 인식없이는 이루어질 수 없는 것으로 그 출발부터가 과학적일 수밖에 없음을 저자는 자세히 설명하고 있다. 물론 현대의학의 발전된 체계를 기준으로 한다면 엉성하고 때로는 난해하기까지도 한 부분이 많은 것이 사실이지만 아직까지 그 형성과정이 완전히 밝혀지지 않은 현재 그 한의학이 출발에서부터 과학적 인식의 철저했다는 것은 기억해야 할 사항이다.

부족한 점이 많은 것을 알면서도 감히 이 책을 번역한 동기는 앞서도 말했지만 이 책을 소개하고자 하는 열망일 뿐이다. 잘못된 점들을 앞으로 지적을 통해서 지도해주기를 바라며 또한 이 책의 번역출간을 계기로 이러한 류의 한의학에 대한 고전의 소개와 또 고전에 대한 연구작업질 것을 기대할 뿐이다.

1988년 7월
역자

서명색인

인명색인

사항색인

◎ 역자 약력

白貞義
1954년 전북 무주에서 태어났다. 경희대학교 한의과대학을
졸업한 후 성균관대학교 대학원 동양철학과를 수료했다. 현
재 청인한의원 원장이다.

崔一凡
1955년 강원도 원주에서 태어났다. 성균관대학교 유학대학
유학과를 졸업하고 동대학원에서 박사과정을 수료했다. 성균
관대학교 유학 · 동양학부 교수이며 번역서로는 《中國哲學》,
《淸代學術 槪論》등 다수가 있다.

동양학술총서 1
황제내경개론
1988년 9월 5일 초판 1쇄 펴냄
2010년 4월 6일 2판 1쇄 펴냄
龍伯堅 著/白貞義 · 崔一凡 共譯

펴낸이 박강희/펴낸곳 도서출판 논장/등록 제10-172호 · 1987년 12월 18일
주소 121-886 서울시 마포구 합정동 413-16/전화 335-0506 팩스 332-2507
ISBN 978-89-8414-122-3 03510

· 잘못된 책은 바꿔 드립니다.
· 책값은 뒤표지에 있습니다.